世界中医学专业
核心课程教材
（中文版）

World Textbook Series
for Chinese Medicine
Core Curriculum
（Chinese Version）

总主编 Chief Editor

张 伯 礼　世界中医药学会联合会教育指导委员会
Zhang Bo-li　The Educational Instruction Committee
of the WFCMS

（供中医学、针灸学和推拿学专业用）

（For Majors of Chinese Medicine, Acupuncture & Moxibustion and *Tuina*）

黄帝内经选读

Selected Readings from the *Huangdi Neijing*
(Yellow Emperor's Inner Classic)

主　编　　　翟双庆　　　王玉兴
Chief Editors　Zhai Shuang-qing　Wang Yu-xing

副主编　　　苏　颖　　　孙外主（中国香港）　　　马伯英（英国）
Associate Chief Editors　Su Ying　Sun Wai-zhu（Hong Kong, China）　Ma Bo-ying（Britain）

U0273771

中国中医药出版社
·北 京·
China Press of Traditional Chinese Medicine
Beijing PRC

图书在版编目（CIP）数据

黄帝内经选读 / 张伯礼，世界中医药学会联合会教
育指导委员会总主编；翟双庆，王玉兴主编 . — 北京：
中国中医药出版社，2019.10
世界中医学专业核心课程教材
ISBN 978 – 7 – 5132 – 5638 – 4

Ⅰ . ①黄⋯　Ⅱ . ①张⋯　②世⋯　③翟⋯　④王⋯　Ⅲ .
①《内经》—中医学院—教材　Ⅳ . ① R221
中国版本图书馆 CIP 数据核字（2019）第 136645 号

中国中医药出版社出版

北京经济技术开发区科创十三街 31 号院二区 8 号楼
邮政编码　100176
传真　010 – 64405750
山东临沂新华印刷物流集团有限责任公司印刷
各地新华书店经销

开本 787 × 1092　1/16　印张 8.75　字数 185 千字
2019 年 10 月第 1 版　2019 年 10 月第 1 次印刷
书号　ISBN 978 – 7 – 5132 – 5638 – 4

定价　68.00 元
网址　www.cptcm.com

社 长 热 线　010-64405720
购 书 热 线　010-89535836
维 权 打 假　010-64405753

微信服务号　zgzyycbs
微商城网址　https://kdt.im/LIdUGr
官 方 微 博　http://e.weibo.com/cptcm
淘宝天猫网址　http://zgzyycbs.tmall.com

如有印装质量问题请与本社出版部联系（010 – 64405510）
版权专有　侵权必究

世界中医学专业核心课程教材

编纂翻译委员会

编纂委员会

名誉主任

王国强　邓铁涛　王永炎　陈可冀　路志正　石学敏

主　任

于文明

副主任

马建中　王志勇　李振吉　黄璐琦　王笑频　卢国慧　范吉平　王国辰　桑滨生
严世芸

委　员（以首字笔画为序）

于福年（匈牙利）　马业宜（Eric Marie，法国）　马克·麦肯基（Mark Mckenzie，美国）

马伯英（英国）　王　华　王　键　王之虹　王守东（美国）　王省良

王葆方（Ong Poh Hong，新加坡）　王　晶　戈拉诺娃·左娅（Zoya Goranova，保加利亚）

尹畅烈（韩国）　本多娃·路德米勒（Bendova Ludmila，捷克）　左铮云　石　岩

石桥尚久（Naohisa Ishibashi，日本）　叶海丰（Yap High Hon，马来西亚）

白鸿仁（巴西）　冯学瑞　弗拉基米尔·那恰托依（Vladimir G.Nachatoy，俄罗斯）

弗拉基米尔·科兹洛夫（Vladimir Alexandrovich Kozlov，俄罗斯）

弗雷德里克·卡瓦诺（Frederico Carvalho，葡萄牙）　匡海学　吕文亮　吕爱平（中国香港）

朱勉生（法国）　后藤修司（Shuji Goto，日本）　刘　力　刘　良（中国澳门）　刘红宁

刘跃光　齐　凯（瑞士）　齐梅利（Laura Ciminelli，意大利）　许二平　汤淑兰（英国）

孙庆涪（南非）　孙忠人　孙振霖　孙榕榕（阿根廷）　约翰·里德（John Reed，利比里亚）

李一明（瑞士）　李占永　李玛琳　李秀明　李灿东　李金田　李锦荣（泰国）　杨　柱

杨立前（马来西亚）　杨关林　吴勉华　吴滨江（加拿大）　何玉信（美国）　何树槐（意大利）

何嘉琅（意大利）　伯纳德·沃德（Bernadette Ward，爱尔兰）　余曙光　宋钦福（墨西哥）

张永贤（中国台湾）　张越平（越南）　阿·伊万诺夫（Ivanoff Arseny，澳大利亚）

陈　震（匈牙利）　陈业孟（美国）　陈立典　陈立新　陈明人　拉蒙（Ramon Maria Caldduch，西班牙）

范永升　林子强（Tzichiang Lin，澳大利亚）　林超岱　欧阳兵　迪特玛·顾·库莫尔（D.G.Kummer，德国）

周　然　周永学　郑心锦（新加坡）　郑玉玲　单宝枝　宝乐尔（Zagdsuren Bolortulga，蒙古）

孟凡毅（英国）　赵中振（中国香港）　赵英杰（新加坡）　郝吉顺（美国）　胡　刚

胡　军（美国）　胡鸿毅　柯松轩（英国）　段光辉（越南）　洪　净　秦裕辉

袁晓宁（加拿大）　袁景珊（波兰）　夏林军（匈牙利）　徐安龙　徐志峰（新西兰）

徐宏喜　徐建光　徐春波　高秀梅　高树中　高思华　郭　末（Ovono Nkomo，加蓬）

唐　农　陶丽玲（比利时）　黄立新（美国）　萨拉哈·伊萨（Salha Dan Gallou Issa，尼日尔）

梅万方（英国）　梁慎平（美国）　维尔弗莱德·里根（Wilfried Legein，比利时）

维塔金斯（Vitalijus Naumavicius，立陶宛）　彭代银　董志林（荷兰）　韩晶岩　窦春景（越南）

熊　磊　蔡光先　阚湘苓　颜春明（葡萄牙）　潘　平　薛长利（Charlie Xue，澳大利亚）

戴京璋（德国）

总主编

张伯礼

副总主编

石学敏　王　键　李灿东　范永升　吴勉华　林子强（澳大利亚）　梁繁荣　王庆国

郝吉顺（美国）　朱勉生（法国）　赵中振（中国香港）　李　冀　罗颂平　胡鸿毅

编委会（以首字笔画为序）

丁　樱　于天源　马　健　马　融　马伯英（英国）　马晓峰　王　卫　王之虹　王玉兴

王金贵　王学岭　王维祥（荷兰）　王瑞辉　毛静远　左铮云　石　岩　田金洲

白效龙（Eric Brand，美国）　冯　立（Jessica Li Feng，新西兰）　年　莉　朱小纾（澳大利亚）

刘明军　刘炽京（澳大利亚）　齐　聪　汤淑兰（英国）　许　华　孙外主（中国香港）

约翰·斯科特（John Scott，美国）　苏　颖　李征宇　李赛美　杨　宇　吴　山

吴滨江（Ben Wu，加拿大）　何玉信（美国）　何建成　何新慧　张　帆　张　林（Tony Zhang，澳大利亚）

张　琦　张　晔（美国）　张大伟　张再良　张庆祥　张国骏　张国霞　张炳立

陈业孟（美国）　陈家旭　陈蔚文　范东明（美国）　欧阳珊婷（Shelley Ochs，美国）　金　华

周春祥　周语平　周祯祥　郑玉玲　郑洪新　赵英杰（新加坡）　赵凯存（英国）　胡冬裴

钟赣生　姜德友　洪　两（新加坡）　秦济成（Ioannis Solos，希腊）　秦艳红　袁肇凯　顾一煌

高树中　郭永洁　唐德才　谈　勇　黄家诏　阎　颖　梁思东（John Paul Liang，美国）

梁慎平（美国）　韩新民　路　玫　翟双庆　熊　磊　薛博瑜

编纂委员会办公室

主 任

冯学瑞

副主任

阚湘苓　单宝枝　王建军　江　丰

翻译委员会

顾问团

谢竹藩　方廷钰　魏遒杰（Nigel Wiseman，英国）　朱忠宝　黄月中　黄嘉陵　李照国

白效龙（Eric Brand，美国）　欧阳珊婷（Shelley Ochs，美国）　王　奎　摩耶·萨顿（Maya Sutton，美国）

汤姆·斯宾瑟（Tom Spencer，美国）

主译者（以首字笔画为序）

王雪敏　扎斯洛斯基·克里斯多夫（Zaslawski Christopher，澳大利亚）

布莱安：格拉肖（Brain Glashow，美国）　田海河（美国）　白效龙（Eric Brand，美国）

邝丽诗（Alicia Grant，英国）　冯　立（Jessica Li Feng，新西兰）

托马斯·霍奇（Thomas Hodge，美国）　巩昌镇（美国）　朱小纾（澳大利亚）　朱燕中（美国）

刘　明　汤姆·斯宾瑟（Tom Spencer，美国）　汤淑兰（英国）　孙　慧

劳拉·卡斯蒂略（Laura Castillo，美国）　克里斯·杜威（Chris Dewey，美国）　李灿东

李玲玲　李爱中（加拿大）　李照国　克莉丝汀·韦斯顿（Kristin Weston，美国）

杨卫红（Angela Weihong Yang，澳大利亚）　何玉信（美国）　何叶博　佟　欣（美国）　陈　骥

陈云慧　陈业孟（美国）　范延妮　林　楠（美国）　欧阳珊婷（Shelley Ochs，美国）

凯思琳·多德（Kathleen Dowd，爱尔兰）　单宝枝　赵中振（中国香港）

赵吉福（美国）　郝吉顺（美国）　柳江华（美国）　段颖哲（Azure Duan，美国）

秦济成（Ioannis Solos，希腊）　莱斯利·汉密尔顿（Lesley Hamilton，美国）　郭　平（中国香港）

唐聿先（Robert Yu–Sheng Tan，加拿大）　黄立新（美国）　梁思东（John Paul Liang，美国）　韩丑萍

雷勒·尼尔森（Leil Nielsen，美国）　路玉滨（美国）　詹姆斯·贝尔（James Bare，美国）

摩耶·萨顿（Maya Sutton，美国）

翻译委员会办公室

主　任

单宝枝

副主任

江　丰　李玲玲

出版人

范吉平

出版项目总协调

范吉平　李秀明　李占永　单宝枝　芮立新

总责任编辑

单宝枝

中文责编（以姓氏笔画为序）

马　洁　马晓峰　王　玮　王　琳　王利广　王淑珍　田少霞　华中健　邬宁茜

刘　喆　农　艳　李占永　李艳玲　肖培新　张　岳　张　晨　张　燕　张永泰

周艳杰　单宝枝　郝胜利　耿雪岩　钱　月　徐　珊　黄　巍　韩　燕

英文责编

单宝枝　欧阳珊婷（Shelley Ochs，美国）　克里斯·杜威（Chris Dewey，美国）　陈云慧

何叶博　摩耶·萨顿（Maya Sutton，美国）　汤姆·斯宾瑟（Tom Spencer，美国）

郝吉顺（美国）　何玉信（美国）　耿雪岩

封面设计

赵晓东　中国北京兰卡电脑彩色制版有限公司

装帧设计

中国河北九易数字技术有限公司

世界中医学专业核心课程教材

《黄帝内经选读》编委会

主　编

翟双庆（北京中医药大学）

王玉兴（天津中医药大学）

副主编

苏　颖（长春中医药大学）

孙外主（香港中文大学）

马伯英（英国杏林中医研究院）

编　委（以姓氏笔画为序）

王　滨（内蒙古医科大学中医学院）

古继红（广州中医药大学）

田　露（天津中医药大学）

李　花（湖南中医药大学）

李奕祺（福建中医药大学）

吴颢昕（南京中医药大学）

谷　峰（辽宁中医药大学）

邹纯朴（上海中医药大学）

沈津湛（安徽中医药大学）

陈子杰（北京中医药大学）

周发祥（河南中医药大学）

赵　博（贵阳中医药大学）

董尚朴（河北中医学院）

蒋　筱（广西中医药大学）

鲁明源（山东中医药大学）

学术秘书

田　露（天津中医药大学）

陈子杰（北京中医药大学）

序

自古以来，中医药就是古丝绸之路沿线国家交流合作的重要内容。随着健康观念和生物医学模式的转变，中医药在促进健康保健及防治常见病、多发病、慢性病及重大疾病中的疗效和作用日益得到国际社会的认可和接受，中医药海外发展具有巨大潜力和广阔前景。但是中医药教育在海内外的发展并不平衡，水平也参差不齐。在此背景下，遵循世界中医药学会联合会教育指导委员会制定的《世界中医学本科（CMD 前）教育标准》，编写一套供海内外读者学习使用的中医药教材，有助于更好地推动中医药走向世界，意义重大。

在《中华人民共和国中医药法》颁布一周年之际，"世界中医学专业核心课程教材"即将付梓问世。本套教材发轫于2008 年，两次获得国家中医药管理局国际合作专项立项支持，由张伯礼教授担任总主编，以世界中医药学会联合会教育指导委员会为平台，汇聚海内外专家，遴选海内外范本教材，进行诸章节的比较研究，

取长补短，制定编写大纲，数易其稿，审定中文稿。在世界中医药学会联合会翻译专业委员会支持下，遴选了具有丰富的中医英语翻译经验、语言造诣高并熟知海外中医教育的海内外专家对此套教材进行了翻译和英文审校。十年磨一剑，细工出精品。编者们将本套教材定位于培养符合临床需求的中医师，重点阐述了国外常见且中医药确有疗效的疾病防治，有利于全面、系统、准确地向世界传播中医药学，堪称世界中医学专业核心课程教材典范之作。

欲诣扶桑，非舟莫适。本套教材的出版，有助于在世界范围培养中医药人才，有助于推进中医药海外发展，更好地服务于中医药"一带一路"建设，更好地服务于世界民众健康，必将在世界中医药教育史上产生重要影响！

国家中医药管理局国际合作司司长
王笑频
2018 年 7 月于北京

前　言

世界中医药学会联合会教育指导委员会，致力于引领和促进世界中医药教育的健康发展及世界中医药人才的规范培养。早在成立之初，就在世界中医药学会联合会领导下，组织海内外专家分析世界中医药教育未来发展趋势，提出了发展世界中医药教育的建议与对策。起草了《世界中医学本科（CMD前）教育标准（草案）》，2009年5月经世界中医药学会联合会第二届第四次理事会认真论证和审议，发布了《世界中医学本科（CMD前）教育标准》。

世界中医学教育正在快速蓬勃发展。中医药课程是实现中医药专业人才培养目标的重要基础。但各国（地区）中医学教育发展不平衡，各教育机构所开设的专业课程差异较大，且核心内容不尽统一，故有必要确定中医学专业核心课程。为使世界各国（地区）中医教育机构通过教育实践，实现中医学专业培养目标，依据《世界中医学本科（CMD前）教育标准》，结合中医学教育特点和职业需要，参考世界各国（地区）中医学教育的实际情况，世界中医药学会联合会教育指导委员会制定了《世界中医学专业核心课程》和《世界中医学专业核心课程教学大纲》，并启动"世界中医学专业核心课程教材"的编译工作。

本套教材包括《中医基础理论》《中医诊断学》《中药学》《方剂学》《中医内科学》《中医妇科学》《中医儿科学》《针灸学》《推拿学》《黄帝内经选读》《伤寒论选读》《金匮要略选读》《温病学》，共13个分册。

教材编译的工作基础

2012年世界中医药学会联合会教育指导委员会成立了"世界中医学专业核心课程教材"编译指导委员会，审议了"世界中医学专业核心课程教材编译原则和要求"，与会专家对"编译原则和要求"提出了许多建设性的意见与建议。世界中医药学会联合会教育指导委员会秘书处通过综合各位专家建议，于2012—2013年在天津中医药大学资助和参与下组织开展了"世界中医学专业核心课程中外教材比较研究"；在充分分析、总结各国（地区）教材特色和优势的基础上各课程研究团队组织起草了"课程教材目录和章节样稿"，并寄发到世界各国（地区）相关专家审议，收回专家反馈意见和建议94条，涉及教材内容、语言翻译、体例格式等方面。秘书处组织专家根据研究结果对"世界中医学专业核心课程教材编译原则和要求"进行了认真修订等。以上工作为编译"世界中医学专业核心课程教材"奠定了坚实的基础。

教材的定位

当前本科教育仍是各学科专业教育的基础主体。同时"世界中医学专业核心课程教材"还应服从、服务于已发布的相关中医学专业教育标准，以及综合考虑各国（地区）中医学教育的实际情况、临床实际需要等。"世界中医学专业核心课程教材"（以下简称"教材"）的适用对象定位为世界中医学专业本科教育，同时兼顾研究生教育及中医医疗人员自修参考；教材的知识范围以满足培养胜任中医临床需要的准中医师为度，同时应具有一定的深度和广度，为知识延伸提供参考。读者对象为海外中医药院校的学员，海外中医药从业人员，来华学习的外国留学生，以及内地高校中医药英语班学员。

教材的编译原则

本套教材的编译坚持了教材的思想性，科学性，系统性，实用性，先进性，安全性，规范性，普适性等原则。

思想性。中医学历来重视思想性的传承，大医精诚、倡导仁爱，注重学生思想观念和道德品质的培养，树立为人类健康服务的仁爱思想，这是中医学医德修养的核心，也是一名合格中医师的必备品质。

科学性。教材应正确反映中医学体系内在规律，中医概念、原理、定义和论证等内容确切，符合传统文献内涵，表达简单、明确、规范，避免用带有背景知识的词句。中医学理论内涵植根于中医学理论

发展史中，尊重中医学理论的传统内涵，才能正本清源，使教材体现稳定性和延续性。

系统性。系统承载中医学理论，完整构建中医学核心知识体系，突出基本理论、基本知识和基本技能。课程资源要求层次清晰，逻辑性强，循序渐进，做好课程间内容衔接，合理整合，避免交叉重复等。

实用性。教材着力服务于临床，阐释基本理论时做到理论与实践相结合，临床内容主要选择中医的优势病种，以及被广泛应用的中药、针灸、推拿等处理方法，学以致用。实用性是教材的价值所在，在进行理论讲解时注重介绍各国（地区）的常见病、多发病的临床治疗，经典课程的学习重视其临床指导作用及对学生临床思维能力的培养等。

先进性。教材注重反映中医学的发展水平，引入经过验证的，公开、公认的科学研究或教学研究的新理论、新技术、新成果等内容，展示中医学的时代性特征。如温病学课程中介绍人类防治禽流感、重症急性呼吸综合征等研究的最新情况，针灸学课程中介绍了腧穴特异性研究进展等。教材的先进性是一个学科生命力的体现。

安全性。教材对治疗方法、技术的介绍重视安全性和临床实际，要求明确适应证、禁忌证。如针灸学课程中重视介绍相关穴位适应证、安全操作等，中药学课程介绍中药相关的科学炮制、合理辨用、明确剂量、汤剂煎煮及服用方法、濒危禁用药物的替代品等，推拿学课程中介绍推拿

手法的宜忌等。教材知识内容选择应以服务临床应用为基础，重视安全性，各种表达力争严谨、精确，符合各国（地区）法律要求。

规范性。教材统一使用规范术语，文字通俗易懂但不失中医本色，语言翻译做到"信、达、雅"，采用现有的国际标准中的规范表述，翻译力争达到内容的准确性与语言的本土化兼顾，同时还重视知识版权的保护。

普适性。教材服务于中医教学，内容经典，篇幅适当，外延适度，尽可能符合各国（地区）教学实际。在版式、体例、表达等方面采用国际通用编写体例，避免大段叙述并及时进行小结。重视使用知识链接的表达方式，使教材版式活泼，在增加教材知识性同时不影响主体知识，如临床课程可适量链接增加西医基础知识，推拿课程增加介绍国外的整脊疗法等。加强图例、表格等直观表达方式的应用，简化语言叙述，将抽象问题具体化。

▌教材的编译过程

2015 年，根据世界中医学专业核心课程教材编译人员遴选条件，各国（地区）中医药教育机构专家积极申报，共收到推荐自荐表 313 份（境外 89 份）。最终确定教材主编 28 名、副主编 64 名。参与此套教材编写的专家来自中国、美国、英国、法国、澳大利亚、加拿大、新加坡、新西兰、马来西亚、荷兰、希腊、日本、西班牙、中国香港和中国台湾等 15 个国家和地区，共计 290 人，其中 59 名境外专家中有

26 人担任主编或副主编。参加机构包括 74 所高等中医药院校及研究院（所），其中境内 34 个机构，境外 40 个机构。

2015 年召开的"世界中医学专业核心课程教材"主编会议和编写会议，明确了世界中医学专业核心课程教材总体编译要求，深入研讨和合理安排了各课程编委对相关课程教材的编写任务、分工及进度安排，明确了教学大纲、编写大纲及相关课程交叉内容的界定，以及教材编译过程中相关问题的解决办法等。之后又召开了主编进度汇报会和教材审稿会，经过 20 个月的辛勤努力，汇集世界中医教育专家智慧，具有"思想性、科学性、系统性、实用性、先进性、安全性、规范性、普适性"的第一套世界中医学专业核心课程教材中文版于 2016 年 10 月召开的定稿会上定稿。

2016 年 10 月世界中医学专业核心课程教材翻译会召开，会上聘任了世界中医学专业核心课程教材的英文版主译。

主译人员的遴选是根据世界中医学专业核心课程教材翻译人员遴选条件，经推荐和自荐，充分考虑申报者在专业领域的学术地位、影响力、权威性，以及地域的代表性，经世界中医药学会联合会教育指导委员会、世界中医药学会联合会翻译专业委员会与中国中医药出版社认真研究，确定各课程教材主译 49 人，其中博士 39 人，硕士 8 人，本科 2 人。他们来自 9 个国家（地区），其中境外主译 38 人，美国就有 24 人参与此项工作，境内主译也大多具有海外教学经历，长期从事中医专业相关英语教学和翻译，经验丰富。

这套教材的出版具有重要意义，抓住了中医药振兴发展天时地利人和的大好时机，可为服务于中医药"走出去"，促进共建共享，推动中医药为实现世界卫生组织（WHO）"人人享有基本医疗服务"的崇高目标而作出贡献。同时，该套教材的出版发行，也有利于中医药国际标准的推广和普及，也较好适应了全球范围内以"预防为主，维护健康"为重点的医疗卫生体制改革，适应了世界对中医药需求增长的形势。因此，本套教材必将有助于世界中医药人才的培养，有利于中医药在世界范围内被更广泛地认识、理解和推广应用，惠及民众，造福人类。

书将付梓，衷心感谢海内外专家学者的辛勤工作，群策群力，认真编译，保障了核心教材顺利出版发行。感谢国家中医药管理局、世界中医药学会联合会、中国中医药出版社、天津中医药大学对本书给予的大力支持和无私帮助！感谢所有作出贡献的同道朋友们！需要特别指出的是单宝枝教授为本套教材尽力颇甚，贡献尤殊！

世界中医学专业核心课程教材总主编
张伯礼
2018 年夏

编写说明

《黄帝内经选读》是在世界中医药学会联合会教育指导委员会组织编写的世界中医学专业核心课程教材的组成部分之一，与《伤寒论选读》《金匮要略选读》《温病学》同属于中医经典原著阅读提高课程教材。

本教材是根据世界中医药学会联合会教育指导委员会于2015年6月审定通过的《黄帝内经教学大纲》有关教学目的与教学内容的要求而设计编写的。本教材的读者对象是世界各国（地区）注册中医学院全日制学习中医药学的本科生，旨在培育学生的中医传统思维。

本教材根据思想性、科学性、系统性、实用性、规范性、普适性原则编写。为确保教材的权威性和认同性，决定以王洪图主编《内经讲义》（人民卫生出版社）、王庆其主编《内经选读》（中国中医药出版社）、翟双庆主编《内经选读》（中国中医药出版社）为参照。

本教材分为概论、原文选读和附录三个部分。概论部分围绕《内经》的著作与成书年代、医学观念、医学成就、对生命特征的独特论断以及学术价值与影响等予以简要介绍。原文选读部分以《素问》和《灵枢经》中最具理论和临床指导意义的八十余段原文为基础，按照内容分为养生、阴阳五行、藏象、精气神、病因病机、病证、诊法、治则治法等八章，每章之内又根据原文内容分列为若干节。每节设有原文阅读、词语注释、原文大意、要点解析等项，归纳并阐述原文主旨和学术价值，揭示其对后世理论发展与临床实践的指导意义。为便于理解原文，还安排有相应的图表。另外，每章之前设有简要概述，每章之末设有小结和思考题。附录包括《黄帝内经》大事年表及名词术语索引。

对于以非汉语为母语并有着不同文化背景的本科生来说，原文大意是本教材最为重要的部分，以现代白话文体撰写。对《内经》中某些难读难懂的部分（如衍文、误字、脱漏、倒置、互文、通假、省略等）进行了必要的前期处理。在不影响真实和意境的前提下，适当加入了意译和领会的成分，以达到流畅易懂的目的。

本教材概论由翟双庆、孙外主、王玉兴编写，第一章由田露、蒋筱编写，第二章由赵博、王玉兴编写，第三章由李奕琪编写，第四章由谷峰编写，第五章由古继红、沈津湛、王滨编写，第六章由吴颢昕、董尚朴、李花、鲁明源编写，第七章由周发祥、陈子杰编写，第八章由苏颖编写。初稿完成后进行了编者互审和副主编初审，2016年在北京先后召开了两次审定稿会议，除主编外邀请了苏颖、孙外主、赵博、董尚朴、谷峰等教授参加。

由于编写世界中医学专业核心课程教材缺乏经验，而且没有先例可以借鉴，所以本教材还承担着先行先试的重任，希望世界各国（地区）中医药教育机构的专任教师和学生们在使用中及时发现并反馈存在的问题，并提出宝贵的修改建议，以便在修订时加以完善。

《黄帝内经选读》编委会
2016 年 10 月

目　录

概　论

第一节　从"医家之宗"到"世界记忆名录"

《黄帝内经》（以下简称《内经》）是中国现存文献中最早的一部医学典籍，由《素问》《灵枢经》两部分组成，总计162篇，它比较全面而系统地论述了中医学的基本观点、理论原则和学术思想，构建了中医学理论体系的框架，为中医学的发展奠定了基础。中医学发展史上出现的许多著名医家和医学流派，从其学术思想的继承性来说，基本上都是在《内经》理论体系的基础上发展起来的。因此，古今中医学家非常重视《内经》，尊之为"医家之宗"，是学习中医学的必读之书。时至今日，《内经》所揭示的生命规律及其思维方式，对当代以及未来生命科学的研究和发展仍有一定启示。2011年5月26日，在英国曼彻斯特召开的联合国教科文组织世界记忆工程国际咨询委员会第十次会议上通过决议，《内经》入选《世界记忆名录》。这标志着世界对其学术价值的认可与接受。

第二节　与《希波克拉底文集》同龄的东方医典

大约生活在公元前460—前377年的古希腊名医希波克拉底（Hippocrates），因其所取得的辉煌成就，不但在中世纪医学界赢得了"医学之父"的美誉，还使他在世界医学史上占据崇高地位。希波克拉底的学术成就是通过《希波克拉底文集》（简称《希氏文集》）呈现的，并以希腊、拉丁、法、俄、英、汉等多种文字广为流传。

与此同时，在远离希腊的东方，标志着中国医学体系建立的经典著作《内经》问世了。经过历代中国史学家和医学家的缜密考证，认为现存《内经》的著作年代跨度很大，书中既有战国（前475—前221）时期的，也有秦汉（前221—220）时期的，甚至还有唐宋（618—1279）期间补入的内容。目前学术界取得了较为一致的观点，将著作年代与成书年代区分开来，著作年代约为战国至西汉末年（前475—前26），成书年代约为西汉中后期（前99—前26）。（参阅附一）

在著作年代和作者方面，《内经》与《希氏文集》存在着极为相似之处。

第一，著作年代相距不远。希波克拉底晚年的生活年代与《内经》早期作品的著作年代几乎相互衔接，至于希氏弟子以及后来医学家的作品更与《内经》核心部分的著作年代几乎重叠。

第二，书中作者均非属实。《内经》与

《希氏文集》一样，虽然分别冠以黄帝和希波克拉底作为书名。但事实上，《内经》并非黄帝本人所作，只是托名而已。《希氏文集》中虽然收有希氏本人作品，但也有其弟子乃至后世医学家的作品掺杂其间。（参阅附二）

具体有多少人参与写作并不重要，可以肯定的是两部经典分别反映着东方和西方相同时期最具代表性的医学观点和学术水平。把东方和西方两部医学经典放在一起阅读，不难发现在那个年代东方与西方地理位置虽然遥远，但是他们的主要发现与重要发明却有着令人难以置信的一致性。

第三节 与《希波克拉底文集》相似的医学理念

1. 反对迷信鬼神

在中国的春秋战国时期，随着思想领域日渐活跃和自然科学不断进步，古人开始以理性的思维方式来认识物质世界，巫术迷信等有神论思想日渐衰落。由于受到这种唯物论的影响，反对迷信鬼神的倾向，在《内经》中表现得非常强烈。如《素问·五脏别论》明确写道：对于迷信鬼神的人，是无法和他谈论医学道理的；对于恐惧针刺的人，是难以和他沟通操作技巧的。另外，《灵枢·贼风》中谈到：有些人既没有受到外邪侵袭，也没有精神上的恐惧、惊吓等刺激，却突然发病。这主要是侵入人体的病因当时变化细微，以致看不见、听不到，所以很像是鬼神作祟，实际上并非鬼神。无独有偶，这种不信鬼神的观点，在《希氏文集》中也有体现。例如《论圣病》就明确指出：癫痫

和其他疾病一样，也具有自然原因，并非鬼神作祟。

2. 重视天人合一

《内经》认为人与自然息息相关，自然界的运动变化无时无刻不对人体发生影响。《素问·宝命全形论》指出：人和宇宙万物一样，是禀受天地之气而生、按照四时的法则而生长。人生天地之间，必须要依赖天地的运动和滋养才能生存。人的内环境必须与自然界这个外环境相协调、相一致，这就要求人对自然环境有很强的适应性。《灵枢·五癃津液别》已经发现汗水的排泄与体温、尿液三者存在关系，即天气炎热时，汗出得多借以散热；天气寒冷时，汗出得少，所以尿液会多。这显然是水液代谢方面对外环境的适应。人与自然这种相参相应的关系在《内经》中随处可见。无论是生理还是病理，无论是养生预防还是诊断与治疗，都离不开这种理论的指导。《内经》重视季节和疾病的关系，在《希氏文集·论瘟疫》中，希氏指出肺炎、胸膜炎、疟疾、痢疾等都属于夏季流行病。《内经》重视环境与患者乃至地域和疾病的关系，在《希氏文集·论空气、水和地区》中，希氏建议医生在进入陌生区域时，首先应当了解当地的气候、土壤、水质、居民的生活习俗等。

3. 疾病可防可治

在防治疾病方面，《内经》和《希氏文集》共有一个很宝贵的思想，那就是认为各种疾病没有完全不可以防治的。《灵枢·九针十二原》用比喻方法说明了疾病的可治性。文中说疾病就好比身体被扎进了"刺儿"，好比皮肤沾上了"污渍"，好比绳子打成"结儿"，好比河道被淤泥所"阻塞"。而

治疗就好比拔出扎进的刺儿，清洗干净身上的污渍，解开绳子的结儿，疏通开淤阻的河道一样。面对某些疾病一时之间束手无策时，主要是当时还未找到并掌握医治这种疾病的技术和办法。随着医学的发展进步，一旦掌握了新技术和更高明的办法，原以为是绝症的疾病也将有可能转变为可治之症了。

4. 崇尚自然痊愈

《内经》对于自然痊愈机能非常重视，如《素问·热论》就记载有热病"七日向愈"的说法。在《希氏文集·论瘟疫》中有同样的看法。希氏认为自然有治疗疾病的能力，它无需乎教导，就能做它应当做的事。希氏还着重不要妨碍自然的治疗过程。希氏认为医师的任务，是和自然合作，来帮助自然，这样才可以治愈疾病。

第四节　与《希波克拉底文集》比肩的医学成就

1. 强调发病取决于体质类型

《内经》特别注重患者体质的差异。由于个体的体质不同，个体容易得的疾病也不同。由于各人的体质不同，治疗方法也理当不同。它还将人的体质分为各种类型，每一种类型的人各有他容易患得的疾病，有分为五种类型的，有分为二十五种类型的。在《希氏文集·论人的本性》中可以找到类似的分类。希氏从液体学说出发，把人分为多血质、黏液质、黄胆质、黑胆质四种类型。《希氏文集·论圣病》中还提到白皮肤、宽肩膀的人容易患肺痨。

2. 陆续发现疾病并进行分类

《内经》对于某些疾病的敏锐观察和细致描述。尽管《内经》没有给疾病下定义，却对健康有了定义。根据健康定义，可以推测出疾病为何。《灵枢·终始》说：能够适应外界环境，机体内部保持和谐，就是健康。反向理解，如果不能适应外界环境，机体内部不够和谐，就是疾病。可见，疾病是生命的自然过程之一，并不神秘。《内经》对于疾病的命名，除疟疾名称和现代的疟疾相同外，其余大多只是症状以及症状群的名称，这些名称在当时就认为是疾病。随着疾病种类日益繁多，为了提纲挈领，执简驭繁，客观地要求疾病系统化，于是便发生了疾病分类的要求。五脏在当时被认为是人身体内的纲领，所以《内经》的疾病分类主要是依照五脏来分的。例如热、咳、疟、风、痹、胀等病都是按五脏分类的，这和现代医学按系统分类一样。由于当时水平所限，只能凭直觉作为分类标准。例如热的分类，是按照痛的部位和某脏某经相接近而分类的，有胁满痛的就叫作肝热，有心痛的就叫作心热，有腰痛的就叫作肾热。《内经》中，除了按照五脏分类之外，还有按照六腑分类的，有按照筋、脉、肉、皮、骨等分类的，有按照三阴三阳经脉分类的。《内经》中凡是将疾病按五脏分类的这一部分篇章，无疑是公元前的作品，至迟不会晚于公元前1世纪。在欧洲，将疾病按器官分类是从公元2世纪罗马的盖伦（Galen）开始的（盖伦与中国医圣张仲景生活年代相当）。

3. 针对病性采取对抗性治疗

《内经》所载治疗方法种类繁多，包括砭石、针刺、毒药、灸焫、导引行气、按摩、熨引、汤液醪醴等。在这些方法中，占主导地位的是针刺疗法。针刺疗法的原则是补虚泻实：泻有余，补不足。针刺疗法所谓补泻，虽然是指操作方法，并非真的补泻，但是这些语句意味着某种精神，即在与疾病状态相反的前提下着手治疗。这种对抗治疗在针刺以外的其他疗法中仍然适用。《素问·刺热》中记载有治疗热病时，给患者多喝凉水，移至低温之处，脱掉厚重衣服，使患者体温下降的治法。这和现代治疗高热采用冷敷的原则完全一致，这也是在相反的基础上着手的。《素问·至真要大论》中提到的"寒者热之，热者寒之"，"燥者濡之，急者缓之"都属于对抗治疗。在《希氏文集·箴言》中有同样的记载，认为"多余的应当减去，缺少的应当补足，凡是疾病都应当用相反的治疗"。《希氏文集·论风》中有类似的话："充满的应以排空治疗，排空的应以充满治疗。一言以蔽之，正面可以治疗反面，因为医疗就是补充和消除：减其多余，补其不足。"

4. 把食物疗法纳入辅助治疗

《内经》虽然没有提出食物疗法这一名词，但是它特别注重食物对于保持健康和治疗疾病的作用。《素问·脏气法时论》说："毒药攻邪。五谷为养，五果为助，五畜为益，五菜为充。气味合而服之，以补精益气。"这显然是讲食物疗法的。在《内经》中，食物疗法主要是以五味的形式提出来的。虽然讲得比较笼统，但这毕竟是食物疗法的初始。在《希氏文集》的《论古代医学》和《论急性病》等篇中都可以看到类似的说法。

5. 强调重视疾病预后的重要

《内经》对于疾病预后是非常重视的。《素问·疏五过论》说：治病时既要了解疾病的整个过程，尤其是要明确疾病的后果。这显然是在关心疾病的预后。因为医生的责任之一就是判断预后。在《希氏文集》专门设有《论预后》，从中可以发现相同看法。希氏强调对于医师最重要的是培养预见能力。

第五节　《内经》中那些令人瞩目的世界之最

1. 通过尸体解剖而非借助动物

早在中国周代（前1066—前221）以前，古人对人体的躯体官窍、骨骼、内脏已经有所认识。《内经》中不但论及古代解剖活动，而且对内脏的大小、坚脆以及容量，血管的长短、血液的清浊，骨骼的长短、粗细等做了详细记述。同时，还记录有针刺误伤重要脏器发生医疗事故的后果等。《内经》所记载脏器组织名称多基于形态结构，脏器组织的机能及其与外在生命现象的宏观联系，凡显而易见的，均与现代人体解剖学基本相同。经过比较不难发现，《内经》与《希氏文集》在对解剖的认知上存在一定差异。《希氏文集》介绍的解剖知识大多与动物有关，即借助动物解剖推知人体；而《内经》则是直接解剖人的尸体，观察并测量其相关数据。相比之下，《内经》更加直观真实。

2. 发现血液是沿血管循环着的

对于心血管系统和血液循环的论述，《内经》有着丰富的记载，这些都是世界医学史上最早谈到的。如《素问·六节藏象论》指出：全身的血液都依靠心脏的推动。《素问·痿论》指出：心脏主持全身的血管。

正确认识到心脏与血管的紧密关系，认识到心脏为生命之本，是血液运行的中心。《素问·举痛论》更进一步指出：全身的血液是不断流动的，而且是循环往复的。这是世界医学史上最早对血液循环的正确记载。对血管和血液的功能，《灵枢·本脏》说：血管既作为血液运行的管道，又承担着运送营养物质到全身筋骨、关节、肌肉、内脏等各部分，使其得以进行正常的活动。《素问·五脏生成》还具体说到：眼睛得到血液就能视物，双足得到血液就能走路，手掌得到血液就能紧握，手指得到血液就能摄取。更明确地说明了血液对各部发挥其正常功能所起的重要作用。《内经》虽然没有把动脉和静脉区别出来，但已认识到有两种不同血液的存在，而且已发现有血清的存在。在《灵枢·血络论》说：血液在流出体外时有时会呈现出喷射的状态。这显然是对动脉血的描述。同篇又说：血液在流出体外时血量不大，颜色偏黑而且比较稠浊。这显然是对静脉血的描述。同篇还说：血液流出体外后，有一部分质地清稀，就像是清水一样。这显然是对血清的描述。这些记载表明《内经》对于血液循环现象的认识已经比较具体，而当时希波克拉底还没有观察到血液是在流动着的。公元前 3 世纪亚历山大拉的挨拉西斯屈那塔斯（Era-sistratus）才提出血液流动的概念。公元 2 世纪罗马的盖伦（Galen）对于血液的认识，也只停留在血流像潮流一样，并不知道血流是循环的。盖伦这一学说在欧洲统治了一千多年。相比而言，《内经》对于血液循环的发现，无疑是最早的。

3. 系统创建经络系统与针灸疗法

《内经》系统总结了经络学说，并将针灸疗法广泛运用于各种疾病的治疗当中，从而被认为是中国古代的"第五大发明"。《内经》问世以前，这些经验的累积和理论的片断颇为零星，尚未形成系统。发展到《内经》时代才形成了包括正经、奇经、经别、别络、经筋、皮部等内外连属的经络系统，经络成为人体内传送信息而又与自然密切相联的网络，而且针灸疗法也成为《内经》中治疗疾病的主要手段。目前，针灸疗法除广泛用于治疗常见病外，还用于治疗肿瘤、不孕症、肥胖症、艾滋病等疑难杂症，并在世界范围内得到重点关注，成为中医众多自然疗法的代表，也是中医学理论中最具特色的部分。

4. 通过切脉了解人体内是否正常

切脉的方法，在扁鹊时代（前 5 世纪上半期）就早已发明了，遗憾的是缺少具体的脉象名称。《内经》中讲到脉象的地方很多，特别是《素问》的《脉要精微论》和《平人气象论》。在《素问·脉要精微论》中记载有长短、大小、紧软、疾徐、虚实、浮沉、滑涩多种脉象。在《素问·平人气象论》中叙述了用健康人的呼吸来测定脉搏迟速的方法。用呼吸作时间尺度来测量患者的脉搏迟速，这呼吸必须是健康者才行。在没有精细时间尺度的战国时代，居然能将健康人的呼吸和患者的脉搏这两种毫不相干的现象联系起来，用它作为测定脉搏迟速的标准，无疑是一项伟大发明！在欧洲，公元前 4 世纪中期希腊的普拉查哥拉斯（Praxagoras）才仅发现有脉在搏动；后来到了公元前 4 世纪末期希腊的赫罗菲罗斯（Herophilos）发明用水钟（与中国的铜壶滴漏相似）测定脉搏迟速。而《内经》直接采用呼吸测定脉搏的方法，则要比用水钟更为便捷。

5. 腹腔穿刺技术用于腹水治疗

《灵枢·四时气》记载了迄今为止最早做腹腔穿刺手术的纪录。对于水肿患者可以在腹壁上用一种大针穿刺，然后套进一个筒针，放入腹腔，把其中的水都放出来。这样腹壁就会比较紧实了。这段记载虽然比较笼统，显得不够具体，但其中所谈到的是用针穿刺放水，这是毫无疑问的。早在公元前数个世纪，就已经做这种放水手术，可以算是最早的记录。这个手术过程，符合现代放腹水术的基本要求。

6. 导引术用于疾病预防与治疗

世界上最早的自我锻炼方法，应是中国古代的导引术了。这种方法是通过控制呼吸，使呼吸变得柔和而缓慢，排出对身体有害的物质，吸入新鲜的空气，精神意识入静；同时模仿熊、鸟等动物的动作，使肢体柔和，不使筋骨肌肉僵化，因为僵化了的肢体是衰老的表现。据传说，彭祖就是由于长期进行导引锻炼才获得长寿。据《素问·异法方宜论》记载，在中原地区，人们常常患有下肢无力的痿证，以及受寒和发热之类的病证，多采用包括导引在内的方法来治疗。

第六节　《内经》中关于生命特征的独特论断

一般认为，人的生命是独立的个体，由不同功能的脏器组织组合而成，是具有生物及心理特征的完整的生命体。中医学则不局限于此，认为人是自然界的产物，人的生命是一个开放系统，它与大自然息息相关。人的生命活动与天体运动、气象周期、物候变化、地域特征等生存大环境有密切关系。《内经》这一观念来自于对生命起源的认识。它认为原始的"气"是形成宇宙、创造一切生命的共同根源。从"气"衍化为生命体是一个非常漫长的生化化生的复杂过程。《内经》认为，人体生命运动与大自然运动有着同一规律、遵循同一法则。人体生命活动具有以下四大特征。

1. 脏气法时——生命活动具有时间节律性

《内经》认为，人体生理周期与自然界年周期内的"四时节律"有同步关系。而各个脏腑功能的盛衰变化，也显示有四时或昼夜的周期性改变。以脉象为例，《素问·脉要精微论》指出，当季节发生变化时，脉象会呈现出相应的变化，具体而言，春季和风流畅而脉象略见滑利，夏季阳气旺盛而脉象略显盛大，秋季阳气收敛而脉象偏于细软，冬季精气封藏而脉象略见沉伏。这种特征不仅作为分析判断病理变化的依据，也是诊断疾病轻重和预后转归的标准之一。此外，人体气血在经脉中循环的时间节律性也很突出。如《灵枢·五十营》指出，人体气血在全身经脉中循环50周次，正好是一个昼夜。在病理方面也显示了生命节律性这一特征。脏腑经络疾病同样有"脏气法时"特征。如《素问·脏气法时论》指出，脏气旺盛之时则其病向愈，脏气衰减之时则其病严重，甚至死亡。

2. 岁主脏害——自然界的周期性变化，是形成群体性疾病的外因

所谓"岁"就是年度，一岁，就是一年。自然界的变化受着日月等天体周期性运

动的影响。于是60年、30年、12年、10年及四时、二十四节气、昼夜等不同的周期性阶段，形成了不同的气象变化和自然生态环境，进一步形成了不同的致病性因子，造成超年度、年度或四时或季节性的多发病、流行病。据此认识并总结出了五运六气学说，出现中医学所特有"运气病证"概念（见下图）。

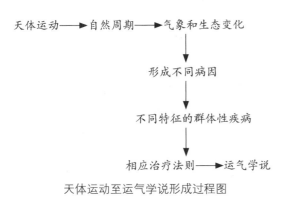

天体运动至运气学说形成过程图

3. 动而不息——稳定而运动不息的生命

自然界是人类赖以生存的必需环境，拥有生物生存的一切条件。自然界是永恒运动着的，人体生命也在运动中生、长、壮、老，直至消亡。运动不息既是大自然的特征，也是一切生命体的特征。生命运动的形式主要有四种：水谷的代谢过程，以吸收营养与排泄糟粕为代表；气的运动，以呼吸、吐故纳新为代表；生命个体的生、长、衰、亡的变化周期；生生不息的生命复制功能。这四方面的任何之一失常，就意味着疾病。

4. 亢害承制——人体是协调统一的整体

人体的协调性和统一性是维系生命运动的基础。其表现主要在两个方面：

一是人体脏腑组织间的协调性。透过脏与脏、脏与腑及其各组织之间的生、克、制、化关系，既有资助、促进、加强的正向作用，又必须保持着抑制、削弱、减低的反向作用。这样才能维持人体生命活动的三种效应：人体各组织结构和功能具有相对的特异性和独立性；各脏腑组织功能之间，既有制约性又有协同性的关系，避免某一脏腑过度亢奋或过度衰减，保持其协调性；重要组织器官的功能协调，构成了整体生命活动的稳定性。为此，《内经》构建了以五脏为中心的人体组织系统，在生克制化的关系中维持有机、协调的统一性，形成了阴平阳秘，精神乃治整体生命活动的稳定性。

二是有形之体与无形之神的统一。有形之体是无形之神（精神活动）的载体。精神活动，包括思维意识、逻辑推理、情绪意志、行为语言等，是生命活动的表现。形神合一是正常的生命状态，也就是健康的标志。主控人的思维意识、情志活动的神气潜藏于五脏之内，即心藏神、肺藏魄、肝藏魂、脾藏意、肾藏志。五脏主控不同的精神情志活动。如果神气不守、散泆不收，则会出现精神意识、思维行为等方面的异常或障碍，形成疾病。《素问》多篇论诊法和治疗时都十分重视脉症相得、形神相得、形气相得的临床价值。认为"相得"，就是整体性没被破坏，其预后尚好。若"不相得"则预后不良。虽然形之盛衰和神之存亡也是判断疾病轻重预后的方面，但是还要分析形神是否合一。形神合一是反映生命稳定性和统一性的重要方面。

第七节　《内经》学术体系的价值所在

作为中医学第一经典，《内经》在中国

医学史上具有无可替代的作用。它不仅构建了中医学的理论体系，奠定了临床各科的理论基础，主导着中医学的基本发展方向，而且成为后世学术流派发展的不竭源泉，其价值主要有以下5个方面。

1. 构建了中医学独特的理论体系

《内经》是中医理论体系的奠基之作。《内经》问世之前，医学处于感性认识和经验积累的阶段，没有形成系统的理论。春秋战国时期，"诸子蜂起，百家争鸣"，哲学思想活跃，《内经》吸收了当时先进的哲学思想以及古代科学技术，结合长期积累的医疗经验，确立了以脏腑经络气血为核心的独具特色的医学理论体系。

《内经》问世以后，中医学不断发展，形成了各家学派，理论和技术日臻成熟与完善。诸如东汉名医张仲景、唐代名医孙思邈、金元四大家（刘完素、张从正、李东垣、朱震亨）以及明代的温补学派（张介宾、薛立斋）、明清时成熟的温病学派（叶桂、薛生白、吴鞠通、王孟英）等，从其学术渊源来看，都是对《内经》理论的完善与发展，都没有脱离《内经》学术体系的框架。《内经》所阐述的中医学理论至今仍然具有重要的实践价值，是把握人体生理功能，分析病理变化，指导临床诊断、治疗和预防的规矩绳墨。

2. 确立中医学特有的思维方法

在中国古代哲学思想的影响下，《内经》以中国传统文化为根基，形成了完全不同于西医学的中医思维方法，主要有整体思维、哲学思维、意象思维和动态思维。整体思维，是以普遍联系、相互制约的观点看待世界及一切事物的思维方式。《内经》注重整体，重视人与自然、社会的整体协调，确立了"生物－社会－心理"医学模式，将人与生存环境的和谐、人体心身的和谐视为健康的基本标准，并贯穿于疾病的防治和延年益寿理论与实践之中，对医学贡献极大。哲学思维，主要是指对阴阳五行学说的运用。"阴阳""五行"观念的出现可以看成是中国哲学形成和开拓的主要标志之一。"阴阳"和"五行"的概念一经产生，就成为中国哲学的基本范畴，并对中医学产生了重要作用。《内经》用阴阳五行学说分析人的生理病理过程，探究疾病产生的病因病机，以及指导临床诊断和治疗过程。意象思维，是指运用带有感性、形象、直观的概念、符号表达事物的抽象意义，通过体悟，综合把握事物的意蕴、内涵、相互联系和运动变化规律的思维方式。藏象学说就是在这种思维方式的参与下形成的，并成为中医学理论的核心。作为中医学理论之源，《内经》阐述的中医特有的思维方法在中医学发展中具有不可替代的指导作用，从而主导着中医学的发展方向，无论是在学术研究，还是在医疗实践方面，对于医学科学都有重要价值。动态思维，是指在观察分析研究处理问题时，注重事物的运动变化规律的思维方法。中国古代哲学不但阐释了自然界、人类社会、人的生命是一个系统联系、协调完整的统一整体，而且进一步揭示了宇宙间的一切事物都处于永恒的运动、变化和发展中。《内经》把人体生命过程看成是气的"升降出入"的运动过程，并把建立在此基础上的阴阳对立统一的动态平衡作为健康和治疗的目标。人体的阴阳二气存在对立、转化、资生和制约的关系，始终处于彼此消长的不断运动变化状态；五行之中存在相生相克的关系，且生中有克，克中有生，构成一个能量交流、功能制约的藏象模型，即人体生命模型。

3. 汇集中国古代多学科成果

《内经》的内容以医学为主而涉及多学科知识，包括哲学、天文学、地理学、历法学、生物学、物候学、气象学、农事学、数学、心理学、社会学等多学科的研究成果，这些内容与医学相互渗透，深刻地影响着医学的研究方法和学术内涵。《内经》知识体系汇集了中国古代科学文化的优秀成果，是对中国古代生命科学成果的全面总结，堪称中国古代的百科全书。中医学与哲学和其他自然科学之间的互相联系、互相渗透，推动了医学理论的形成和不断创新，成为中医理论体系整体发展和生命活力的的重要保障。同时，《内经》也是多学科研究医学的典范，这种多学科研究的形式，一方面反映了古代科学尚未精确分化的特点，另一方面也说明了医学科学与其他自然及人文学科之间的密切联系，说明了中医学学术体系是一个开放的体系。这种学科间的联系、渗透、融合，正是产生新学说、新理论的重要途径。这就是为什么《内经》所确立的理论原则至今还有强大生命力的根本原因。现代新兴的某些边缘学科如医学气象学、时间医学、社会医学、医学心理学等之所以常常可以在古老的经典中找到若干雏形，其道理盖出于此。

4. 开启中医药文化素质培养先河

作为中国医学史上影响最大的鸿篇巨帙，《内经》内容广博独特，堪称中国传统文化的经典名著，现代国学研究者也将《内经》当作一部重要典籍学习参考。《内经》不但建立中医药理论体系与思维方法，而且具有无以比拟的中医药文化价值，开启了中医药文化素质培养的先河。《内经》所包含的中医药学原理、观念、范畴与概念，具有普遍的适用性与恒定性，是形成中医药文化素养的基础。《内经》不属于某一按学科逻辑程序或学生学习程序划分的单一学科的范畴，具有很强的综合性，完全对应中医药学的整体特性。通过对《内经》的学习，可以提高学医者的综合能力，而这一能力正是构成学医者中医药文化素质的要素。《内经》尽管是古代文言文，却包含有丰富的高品位理论的完美表达，学医者通过阅读《内经》，有利于加强思维与语言的联系，提高储存和传递中医药学知识的能力。这些能力就是最终形成学医者中医药文化素质的有力保障。

5. 为医家临床诊治的锦囊宝典

《内经》所阐述的医学理论是分析人体生理病理，指导疾病诊断、防治的重要武器，至今仍然具有重要的实践价值。古人以兵家之道比喻医家治病之理，故可将《内经》称为医家临证的"军事著作"。

以阴阳为例，阴阳学说属于中国古代哲学的范畴，《内经》将其引进医学领域，用以阐释人体生命活动过程和现象中相互对立而又统一的两个方面，指导对疾病病理的认识和诊治、预防。如《素问·阴阳应象大论》中用阴阳盛衰分析病理变化；诊断疾病首先要判断其阴阳属性；治疗疾病须以阴阳为根本，需根据阴阳之关系进行论治并设计针刺方法等众多技术；以阴阳学说来认识药食对人体产生作用的机理，临床可根据药食气味阴阳的偏胜来调节人体阴阳之偏胜偏衰；《素问·上古天真论》中的效法自然阴阳消长变化规律的重要养生法则，《灵枢·本神》中的调节阴阳是许多养生技巧的关键所在。

再以藏象为例，藏象学说是《内经》医学理论的核心，其以五脏为中心，通过阴阳五行和经络，将五腑、五体、五窍、五华、五神、五志、五时、五味、五色、五音、五声等联系起来，构建成五脏系统，形成一个表里相合、内外相关的整体，用以说明人体的生理功能和病理变化。《素问·调经论》将五脏作为归纳、分类疾病的核心；《素问》的《咳论》《痹论》《痿论》《风论》等篇章，将脏腑作为咳、痹、痿、风等疾病证候分类的纲要，从而奠定了脏腑分证的纲领。现代中医临床的基本辨证方法——脏腑辨证即肇端于此。

另外，除了医学基本理论和指导思想，《内经》还记载了多种病证，并对热病、疟疾、咳嗽、风病、痹病、痿病、厥病等的病因病机、临床表现和治疗方法做了专题讨论，对现代临床仍有重要的指导意义。如《素问·咳论》提出：五脏六腑功能失常都能直接或间接地引发咳嗽，并不是只有肺脏。《素问·痿论》提出：治疗痿证可以考虑从阳明经入手，以及《素问·痹论》对痹证病因、发病、病机、分类、预后与治则治法的论述，至今仍为临床所遵循。值得提出的是，《内经》虽然没有明确提出"辨证论治"一词，但其病机十九条示人以审机论治的典范，具体病证的脏腑分证、六经分证的方法，正是"辨证论治"理论及方法的学术源泉。

在治疗方面，《内经》倡导的因人、因时、因地制宜及因势利导、治病求本、同病异治、异病同治、标本缓急、补虚泻实、寒

热温冷、预防与早治等原则，一直为后世医家所遵循。在治法方面，除了针灸和药治外，还广及精神疗法、按摩、导引、药熨、渍浴等方法。这些疗法体现了天人一体的整体观念，具有毒副作用小的优点，因而成为现代自然疗法的主流。

附一：《内经》成书年代的上下限

关于《内经》成书年代的上限，从中国现存史料上看，《史记》的记载可以作为重要依据。《史记》之前的《左传》《国语》和《战国策》等先秦史书，记载医事甚少，而且没有把医学与黄帝联系起来。《史记》则不然，不仅记载了上自黄帝下迄汉武帝长达三千多年的历史，并专为战国名医秦越人（扁鹊）和西汉初年名医淳于意（仓公）作传，其间还记载了诸如《上经》《下经》《五色》《奇恒》《揆度》等医著名称，尽管并未见《内经》书名，但上述书名曾被《内经》所征引。可见，如果当时《内经》已经成书流传，这样一部至关重要的医学经典，应该不会被遍览朝廷藏书、考察各地的太史公司马迁所忽略的。据此分析，《内经》的成书应在《史记》成编之后，大致时间当在司马迁入狱、《史记》写成之时，即公元前99年之后。也就是说《内经》成书不可能早于此时。

关于《内经》成书年代的下限，则可通过《汉书》的相关记载考证。"黄帝内经"之名，首见于《汉书·艺文志》，其《方技略》载有：《黄帝内经》十八卷、《外经》三十七卷。"而《汉书·艺文志》是东汉班固根据《七略》稍加增补而成。《七略》则是西汉末年中国的第一部图书分类目录，其

中《方技略》的编制人是朝廷侍医李柱国。据史书记载，李柱国校勘医书是在西汉成帝河平三年（前26），一般认为此时应为《内经》成书的下限。也就是说，西汉末成帝年间（前51年—前7），18卷本《内经》已经成编。

附二：关于《黄帝内经》书名的解释

虽然许多旧史学家，曾经把黄帝说成是中国古代的一个帝王，而如今一般认为，黄帝并非专指一个人，而是中国原始社会末期的一个氏族，居住在中国西北地区，到了春秋时候，这个氏族又称为"华族"，就是中华民族的始祖，也是汉以后"汉族"的祖先。正因为黄帝氏族是华族的始祖，它的文化对华族的发展产生了重要影响，所以后世都以自己是黄帝子孙为荣，而且为了追本溯源，也常把一切文物制度都推源到黄帝，托名为黄帝所创造。所以《内经》冠以"黄帝"之名其实也是托名而已。古代学者为了使自己的学说更容易被世人所接受，往往将其著作冠以"黄帝"而取得重视。这种托名风气在当时的医学领域里极为突出，这无非是为了推广普及医药知识的需要。

在中国唐代以前的古典医学著作中，喜欢把重要的医书以"经"为书名，除《内经》外，还有《难经》《神农本草经》《针灸甲乙经》《中藏经》等。"经"字的含义，就是常道、规范的意思。医书名"经"，无非是说明本书是医学的规范，医者必须学习和遵循。"内"与"外"相当于现代图书的"上册"和"下册"，并无深意。

《内经》后来以《素问》《灵枢经》两部书的形式呈现于世。《素问》书名的含义，历来医家解释颇不一致，一般认为是古人从天地宇宙的宏观出发，运用精气学说和阴阳五行学说，解释和论证天人关系及人的生命活动规律和疾病发生发展过程，有陈源问本之意。

至于《灵枢经》之名的含义，由于《灵枢经》之名文献上首见于唐代王冰次注《黄帝内经素问》中，所以不少学者认为《灵枢经》的命名可能与王冰崇信道教有关。

历代的书籍目录均没有明确记载《内经》的作者，但从《内经》的相关内容来看，《内经》应非一人一时之作。《内经》成书前存在一批古代医学文献和众多古代医家。作为中医奠基之作的《内经》不是凭空出现的，是由古代众多医家的宝贵经验积累沉淀而成。在《内经》成书之前，不同的学术观点、学术论文，甚至学术流派，就已先后产生并予流传，经过整理、加工、补充和完善而编辑成册，遂成《内经》一书。因此，可以说《内经》是春秋战国乃至西汉各医家医学理论及治疗经验的总结，是一部众多医家论文的汇编。当然该书成编后，随着年移代革、辗转传抄，也有一些增删移易。

思考题

1. 既然《黄帝内经》与《希波克拉底文集》具有相似的医学理念，那么是否意味着中西医应该结合？

2. 《黄帝内经》与《希氏文集》分别以"黄帝"和"希波克拉底"为托名，你认为这其中有何原因？

3. 请你谈谈，应该如何看待《黄帝内经》的学术成就和历史地位？

4. 《黄帝内经》所阐述的人体生命活动

特征主要有哪些？

5．通过与《希波克拉底文集》的比较，谈谈你对《黄帝内经》学术价值的认识？

6．你如何理解《内经》提出的"天人合一"的观点与现代医学"生物－社会－心理"医学模式的关系？

7.《黄帝内经》与《希波克拉底文集》所提出的自然痊愈机能，对现代医学有何启示和现实意义？

（翟双庆　孙外主　马伯英　王玉兴）

原文选读

第一章

养　生

养生，即保养生命之意。《内经》养生理论是以增强体质、预防疾病、延缓衰老为目的，以调养身心、合理饮食、保健体育等为方法的养生活动。《内经》中养生理论的形成基于天人相应的整体观念。这一理论具有以下特点：

第一，顺应自然是保持健康的重要原则。这包括"顺应四季，适应寒温"，"顺应气候，了解自然"。同时，还强调了"春夏养阳，秋冬养阴"。如果人们违背了自然阴阳变化规律，疾病就会产生。

第二，每个人都应该调整自己的思想情绪，因为这是养生的重要方法。这一理论揭示了"人应该不受干扰，宁静寡欲"，"聚集精气，保护精神"，"使精神蓄存于体内"。这样形体就不受伤害，精神就不涣散。

第三，强调固护正气的重要性。指出保护和增强正气是一切养生之道的根本。如果人的行为与这一规律相一致，邪气就不容易侵袭。

本章选取了《内经》中最具代表性的养生段落，出自《素问》的《上古天真论》《四气调神大论》《生气通天论》和《灵枢经》的《天年》。

第一节　养生的具体方法

【原文阅读】

上古之人，其知道者，法于阴阳，和于术数，食饮有节，起居有常，不妄作劳，故能形与神俱，而尽终其天年，度百岁乃去。今时之人不然也，以酒为浆，以妄为常，醉以入房，以欲竭其精，以耗散其真，不知持满，不时御神，务快其心，逆于生乐，起居无节，故半百而衰也。（《素问·上古天真论篇第一》）

【原文大意】

远古时代那些懂得养生之道的人们，能够效法于自然界寒来暑往阴阳的变化规律，恰当运用养生方法，他们饮食有节制，起居有规律，不做过分的劳动，所以能使形体和精神相互协调，活到天赋的自然寿命，甚至超过一百岁才去世。现在那些不懂得养生之道的人们就不是这样了，他们把烈性酒当作普通饮料，滥饮无度，使不良生活方式成为习惯，日常起居没有规律，醉酒之后行房事或沉醉于频繁的男女房事，因纵欲和嗜好而使阴精正气竭绝耗散，不懂得保持精气充满，不善于调摄精神状态，只是贪图一时快感，违背了保养生命的乐趣，所以到半百之年就衰老了。

【要点解析】

本节以古今之人的不同寿命做对比，阐述了养生的具体方法。

1.效法四季寒来暑往和每天昼夜的阴阳变化规律，主动适应自然气候和外界环境变化，养护正气，避免邪气的侵袭，减少疾病的发生。

2.恰当运用保健方法，如导引、吐纳、咽津、叩齿等。

3.节制饮食，包括饮食滋味、食材搭配合理；食物温度和寒热性质适中；进食节奏、饥饱控制适度等方面。

4.生活作息和工作节奏要有规律。

5.劳作适度，包括体力、脑力以及性生活的适度。

能够遵循上述养生方法，就能保持人体正气的充足，形体和精神相互协调，而活到天赋的自然寿命（表1-1）。

表1-1　不同的养生态度对比表

不同	懂得养生之道	不懂养生之道
日常生活	效法四季和昼夜阴阳变化	使不正常的生活成为日常习惯
	恰当运用养生的方法	贪图一时之快，违背养生的乐趣
	饮食有节制	把烈性酒当作普通饮料，滥饮无度
	生活起居有规律	生活起居没有规律
	不胡乱劳作	醉酒之后行房事或沉迷于性生活
效果	使形体和精神相互协调	不知保持精气充满，不善于调摄精神
	超过百岁才去世	活不到天赋的寿命，没过五十岁身体衰老

第二节　养生的基本原则

【原文阅读】

夫上古圣人之教下也，皆谓之虚邪贼风，避之有时，恬惔虚无，真气①从之，精神内守，病安从来。是以志闲而少欲，心安而不惧，形劳而不倦，气从以顺，各从其欲，皆得所愿。故美其食，任其服，乐其俗，高下不相慕，其民故曰朴。是以嗜欲不能劳其目，淫邪不能惑其心，愚智贤不肖，不惧于物，故合于道。所以能年皆度百岁而动作不衰者，以其德全不危也。（《素问·上古天真论篇第一》）

【词语注释】

①真气：指人体的正气而言。

【原文大意】

远古时代对于养生具有很高修养的人的教导，民众都会认真执行的。对于四季之中异常的气候和外来致病因素，他们能够及时回避，心情安静，排除一切杂念，这样做的结果是真气顺畅而调和，精神内守而不耗散，疾病还会从哪里来呢？所以他们意志安闲而少有欲望，心情安定而没有恐惧，适当劳动而不过于疲倦，正气顺从而调畅，每个人的愿望都能得到满足。人们无论吃什么食物都觉得甘美，无论穿什么衣服都感到舒适，在任何风俗习惯下生活都很快乐。社会地位无论高低，经济状况无论贫富，都不会因羡慕而影响心绪，这样的民众可称之为朴实。嗜欲不能扰乱他们的视听，淫乱邪说不能蛊惑他们的心志，无论愚昧、聪明、贤德、不肖的人对外界物欲不会动心和焦虑，这就符合了养生规律。他们之所以能够年龄超过百岁而动作不显得衰老，正是由于全面实施了养生规律而身体不被内外邪气干扰危害的缘故。

【要点解析】

本节所论养生基本原则包括两个方面：一是适应自然，外避邪气。即顺应四时阴阳变化，对四季中异常的气候和外来致病因素要及时回避和防御。二是调摄精神，内养正气。即保持内心安静，排除杂念，减少欲望，适应社会，心理上不受外界事物的任何影响和干扰，从而保养人体正气，抵御外邪。这种既重视调养精、气、神，又积极防御外邪侵袭的养生理念，是《内经》养生防病的主导思想。

第三节 女性生长发育和生育能力的变化规律

【原文阅读】

女子七岁，肾气①盛，齿更发长。二七，而天癸②至，任脉通，太冲脉盛，月事以时下，故有子。三七，肾气平均，故真牙生而长极。四七，筋骨坚，发长极，身体盛壮。五七，阳明脉衰，面始焦，发始堕。六七，三阳脉衰于上，面皆焦，发始白。七七，任脉虚，太冲脉衰少，天癸竭，地道不通，故形坏而无子也。（《素问·上古天真论篇第一》）

【词语注释】

①肾气：肾中精气。

②天癸：肾中精气充盛到一定程度所产生一种促进生殖功能发育并维持其旺盛的精微物质。

【原文大意】

女性七岁以后，肾气开始充盛，乳牙脱落，长出恒牙，头发生长迅速。十四岁以后，随着肾气充盛，天癸逐渐成熟，任脉和冲脉既旺盛又通畅，月经从此开始按时来潮，这是具备了生育子女能力的表现。二十一岁以后，肾气充满，智齿生出，身高几乎达到极点。二十八岁以后，筋骨坚实，毛发丰盛，身体强盛而壮实。三十五岁以后，阳明经脉气血开始衰弱，面容开始憔悴，头发开始斑白。四十二岁以后，三阳经脉气血衰弱于上部，面容更加憔悴，白头发变得更多了。四十九岁以后，任脉和冲脉虚弱，气血衰少，天癸枯竭，月经停止，形体衰老，丧失了生育能力。

【要点解析】

本节以七岁为阶段，论述了女性生长发育和生育能力的变化规律（表1-2）。

表 1-2　女性生长发育和生育能力变化规律表

分期	年龄段	肾气情况	生长发育特征	生育能力
发育期	7～13 岁	肾气开始充实	乳牙脱落，长出恒牙，头发生长迅速	尚未具备
	14～20 岁		天癸逐渐成熟，任脉和冲脉既旺盛又通畅，月经开始按时来潮	开始具备
壮盛期	21～27 岁	肾气充满稳定	智齿生出，身高几乎达到极点	完全具备
	28～34 岁		筋骨坚实，毛发丰盛，身体强盛而壮实	
衰减期	35～41 岁	肾气逐渐衰弱	面容开始憔悴，头发开始斑白	有所减弱
	42～48 岁		面容更加憔悴，白头发变得更多	
更年期	49～55 岁	肾气衰竭，天癸枯竭	月经停止，形体衰老	逐渐丧失

第四节　男性生长发育和生育能力的变化规律

【原文阅读】

丈夫八岁，肾气实，发长齿更。二八，肾气盛，天癸至，精气溢泻，阴阳和，故能有子。三八，肾气平均，筋骨劲强，故真牙生而长极。四八，筋骨隆盛，肌肉满壮。五八，肾气衰，发堕齿槁。六八，阳气衰竭于上，面焦，发鬓颁白。七八，肝气衰，筋不能动，天癸竭，精少，肾脏衰，形体皆极。八八，则齿发去。肾者主水，受五脏六腑之精而藏之，故五脏盛，乃能泻。今五脏皆衰，筋骨解堕，天癸尽矣，故发鬓白，身体重，行步不正，而无子耳。（《素问·上古天真论篇第一》）

【原文大意】

男性八岁以后，头发长得很快，乳牙脱落，长出恒牙。十六岁以后，随着肾气充盛，天癸逐渐成熟，精气盈满而出现精液自行外泄，如果男女结合，就可以生育子女了。二十四岁以后，肾气充满，筋骨坚强，智齿生长，身高几乎达到极点。三十二岁以后，筋骨发育最为壮盛，肌肉丰满壮实；四十岁以后，肾气逐渐衰弱，头发开始脱落稀疏，牙齿变得枯槁。四十八岁以后，阳经之气衰惫于上部，面部憔悴，头发斑白。五十六岁以后，肝气逐渐衰弱，筋脉活动不利，天癸枯竭，精气虚少，肾脏衰退，形体衰疲，牙齿头发脱落。肾主管藏精，接受并贮藏五脏六腑的精气，五脏充盛则精气充足而能排泄，现五脏都已经衰弱了，筋骨懈堕而没有力气，天癸也竭尽了，因此发鬓变白，身体感到笨重，走路歪斜不稳，丧失了生育的能力。

【要点解析】

本节以八岁为一个阶段，论述了男性生长发育和生育能力的变化规律，以及肾气在生命过程中的重要性（表 1-3）。

表1-3 男性生长发育和生育能力变化规律表

分期	年龄段	肾气情况	生长发育特征	生育能力
发育期	8～15岁	肾气开始充实	头发长得很快，乳牙脱落，长出恒牙	尚未具备
	16～23岁		天癸逐渐成熟，出现精液自行外泄	开始具备
壮盛期	24～31岁	肾气充满稳定	筋骨坚强，智齿生长，身高几乎达到极点	完全具备
	32～39岁		筋骨发育最为壮盛，肌肉丰满壮实	
衰减期	40～47岁	肾气逐渐衰弱	头发开始脱落稀疏，牙齿变得枯槁	有所减弱
	48～55岁		面部憔悴，头发斑白	
更年期	56～63岁	肾气衰竭，天癸枯竭	筋脉活动不利，精气虚少，形体衰疲	逐渐丧失
	64～71岁		牙齿和头发脱落明显	

肾为先天之本，肾气是促进人体生长发育和生殖功能成熟的重要物质基础。人体在生长发育期，肾气逐渐充实；壮盛期，肾气充盛而到达均衡状态；衰老期，肾气逐渐衰弱。在肾气充盛到一定阶段产生"天癸"，其直接影响人的生殖及性功能。若肾气不足，则会出现生长迟缓，或衰老加速；生殖及性功能低下，甚至完全丧失。

以上两节说明了人的生、长、壮、老的生理过程，并分别叙述了各个年龄阶段男女身体内部的变化和形体外在表现。其中男女发育年龄不同，女子14岁开始性成熟，而男子16岁才开始成熟。同时女子发育较早，所以衰老也较早；男子发育较迟，衰老也迟。肾中精气的充盛与否，不仅是延长寿命的关键，也是延长生育年龄的关键。这一生理特点，为男子不育、女子不孕者的治疗，奠定了理论基础，给延缓衰老的研究，也有很大启示。

第五节 顺应四时的养生方法及其意义

【原文阅读】

春三月，此谓发陈。天地俱生，万物以荣，夜卧早起，广步于庭，被发缓形，以使志生，生而勿杀，予而勿夺，赏而勿罚，此春气之应，养生之道也；逆之则伤肝，夏为寒变[①]，奉长者少。

夏三月，此谓蕃秀。天地气交，万物华实，夜卧早起，无厌于日，使志无怒，使华英成秀，使气得泄，若所爱在外，此夏气之应，养长之道也；逆之则伤心，秋为痎疟，奉收者少。

秋三月，此谓容平。天气以急，地气以明，早卧早起，与鸡俱兴，使志安宁，以缓秋刑，收敛神气，使秋气平，无外其志，使肺气清，此秋气之应，养收之道也；逆之则伤肺，冬为飧泄，奉藏者少。

冬三月，此谓闭藏。水冰地坼，无扰乎阳，早卧晚起，必待日光，使志若伏若匿，若有私意，若已有得，去寒就温，无泄皮肤，使气亟夺。此冬气之应，养藏之道也；逆之则伤肾，春为痿厥②，奉生者少。（《素问·四气调神大论篇第二》）

【词语注释】

①寒变：由于春季失于调摄，生长之气不足所致的虚寒性病变。

②痿厥：四肢软弱无力而逆冷的病证，包括痿证和厥证。

【原文大意】

春季三个月，是万物生长发育推陈出新的季节。自然界充满着一片新生的景象，万物欣欣向荣。人们应该早睡早起，清晨起床后到庭院中缓缓散步，披开束发，放宽衣带，让形体舒展，使意志顺应春生之气而舒畅条达，对于春天赋予人的生发之气不要轻易损害、劫夺和克伐。这就是与春季相应的保养生发之气的道理，若违背了这个道理，就要伤及肝气，还会在夏季发生寒变，这是春天供养夏季的能量减少了的缘故。

夏季三个月，是万物茂盛秀丽的季节。由于天地之气不断上下交换，使植物开花结果。这时人们应该晚睡早起，不要厌恶炎夏之日，克制自己不要发怒，让精神像鲜花盛开那样的旺盛充实，使腠理保持阳气的宣通，使人的心情舒畅外向，精神饱满与外界相适应。这是与夏季相应的保养生长之气的道理，如果违背了这个道理，那就要伤及心气，还会在秋季发生疟疾，这是由于夏季供养秋季的能量减少了的缘故。

秋季三个月，是一切植物生长平定、收获的季节。此时天高气爽，秋风急劲，地气清肃明朗。这时人们应该早睡早起，清晨应该随着雄鸡的鸣叫而起床，使精神安定宁静，防止秋季肃杀之气的干犯，神气收敛不妄耗，使秋季肃杀之气得以平和，使神志平静不外驰，使肺气得以清肃。这是与秋季相适应的保养"收气"的道理，若违背了这个道理，就会伤及肺气，到冬季变生腹泻完谷不化一类的疾病，这是由于秋季供养冬季的能量减少了的缘故。

冬季三个月，是万物闭藏的季节，呈现水冰地裂的寒冷景象。这时人们要适应冬季的特点，不要扰乱阳气，应该早睡晚起，早晨要等待太阳升高后再起床，使精神内守伏藏而不外露，好像怀有隐情而不外泄那样，保持若有所得的心态。同时要避免寒气的侵袭，保持温暖，但不要因过暖而使皮肤汗泄，导致阳气劫夺。这是与冬气相适应的保养"藏气"的道理，如果违背了这个道理，那就可能会损伤肾气，到来年春季容易发生痿厥之类的疾病，这是由于秋季供养春天的能量减少了的缘故。

【要点解析】

本节指出自然界阴阳消长变化产生了春温、夏热、秋凉、冬寒四时不同气候变化规律，由此形成了春生、夏长、秋收、冬藏的不同物候特点。意在提示人类要顺从四时阴阳调神养生，做到春使志生，夏使志无怒，秋令志安宁，冬使志藏。人类能顺应四时阴阳变化调养精神情志和生活起居，则神旺体健。若违逆四时阴阳变化，则内伤五脏，有可能在下一季节发生病变。这一认识充分体现了中医学"天人相应"整体观及预防医学思想，具有重要的实践价值（表1-4）。

表1-4 顺应四时的养生方法及其意义归纳表

| 四时 | 自然界 | | 养生方法 | | | | | 失常后果 |
	现象	特点	起居适应	精神调摄	要求	目的	伤脏	间接影响
春三月	自然界充满着一片新生的景象，万物欣欣向荣	万物生长发育推陈出新的季节（生）	晚睡早起，清晨起床后到庭院中缓缓散步，披开束发，放宽衣带，让形体舒展	对于春天赋予人的生发之气不要轻易损害、劫夺和克伐	使意志顺应春生之气而舒畅条达	养阳	伤肝	在夏季发生寒性病变，这是春天供养夏季的能量减少了的缘故
夏三月	天地之气不断上下交换，使植物开花结果	万物茂盛秀丽的季节（长）	晚睡早起，不要厌恶炎夏之日	心情舒畅外向，精神饱满与外界相适应	克制自己不要发怒，让精神像鲜花盛开那样的旺盛充实，使腠理保持阳气的宣通	养长	伤心	秋季发生疟疾，这是由于夏季供养秋季的能量减少了的缘故
秋三月	天高气爽，秋风急劲，地气清肃明朗	一切植物生长平定、收获的季节（收）	早睡早起，清晨应该随着雄鸡的鸣叫而起床	精神安定宁静，防止秋季肃杀之气的干犯，神气收敛不妄耗。	使秋季肃杀之气得以平和，使神志平静不外驰，使肺气得以清肃	养收	伤肺	冬季变生腹泻完谷不化一类的疾病，这是由于秋季供养冬季的能量减少了的缘故
冬三月	水被冻冰，大地开裂	万物闭藏的季节（藏）	早睡晚起，早晨要等待太阳升高后再起床，避免寒气的侵袭，保持温暖，但不要因过暖而使皮肤汗泄	好像怀有隐情而不外泄那样，保持若有所得的心态	使精神内守伏藏而不外露	养藏	伤肾	春季容易发生痿厥之类的疾病，这是由于秋季供养春天的能量减少了的缘故

第六节 顺应四时养生的重要原则

【原文阅读】

夫四时阴阳者，万物之根本也。所以圣人春夏养阳，秋冬养阴，以从其根，故与万物沉浮于生长之门。逆其根则伐其本，坏其真矣。故阴阳四时者，万物之终始也，死生之本也。逆之则灾害生，从之则苛疾不起，是谓得道。道者，圣人行之，愚者佩之。从阴阳则生，逆之则死；从之则治，逆之则乱。反顺为逆，是谓内格[①]。(《素问·四气调神大论篇第二》)

【词语注释】

①内格：此指阴阳上下表里内外闭塞不通的病证。

【原文大意】

四季的寒暑变化，是万物生长收藏的根本。所以圣人在春天和夏天顺应生气和长气，在秋天和冬天顺应收气和藏气，以顺应这一养生之道的根本原则。因而能够与万物的生长规律保持一致。假如违反了这个根本原则，就会摧残生命本原，损害身体。所以说四时寒暑更叠是万物的终始，死生的本原。违背了四时变化就要发生灾害；顺从着四时变化就不会患大病重病。这样才叫作懂得养生之道。不过这种养生之道只有圣人会去奉行，愚蠢的人非但不会奉行，甚至背道而驰。能顺从阴阳之道就生，违逆阴阳之道就死；顺从它人体功能就会正常，违反它就会混乱。如果不顺阴阳四时之气而违逆它，就会生病，病名叫"内格"。

【要点解析】

本节以"四时阴阳者，万物之根本"为理论依据，提出"春夏养阳，秋冬养阴"这一顺应四时养生的重要原则，并列举了违反四时变化的危害。

"春夏养阳，秋冬养阴"作为养生的重要原则，是综合前文春养生气，夏养长气，秋养收气，冬养藏气得出的结论。生长属阳，收藏属阴；春夏属阳，故养生养长；秋冬属阴，故养收养藏。

近年来，中医界据此进一步提出许多新观点，如春夏温补阳气、秋冬滋养阴液说；春夏调理心肝、秋冬调理肺肾说；以及冬病夏治、夏病冬治说等。后世所论均为养阳养阴的具体方法，而"春夏养阳，秋冬养阴"是养生指导思想，其内涵甚广，当从

衣、食、住、行、精神情志等方面，因人、因时、因地制宜，不可拘泥一法。

第七节　"治未病"的防治原则

【原文阅读】

是故圣人不治已病，治未病；不治已乱，治未乱，此之谓也。夫病已成而后药之，乱已成而后治之，譬犹渴而穿井，斗而铸锥，不亦晚乎？（《素问·四气调神大论篇第二》）

【原文大意】

圣人不仅治疗已经发生的疾病，同时还在疾病治疗尚未发作时予以预防；不但能够治理已经形成的动乱，还注重在未乱之前进行有效预防。假如疾病已经形成了才去治疗，动乱已经发生了才去平息，这就好像口渴了以后才去掘井，战争已经开始才铸造兵器，那岂不是太晚了吗！

【要点解析】

本节强调了"治未病"的防治原则。主要包括未病先防和已病防变两个方面。"治未病"的意义有三：一是防病于未然，强调养生，以预防疾病发生。二是已病之后防止疾病传变，强调早期诊断和尽早治疗，及时控制疾病的发展传变。三是愈后防止疾病的复发，及时治愈后遗症。此处重点在未病先防，反映出预防为主的医学思想，对养生保健、防病治病有重要的指导作用，数千年来一直有效地指导着中医学的预防与治疗活动。

"治未病"思想可以解决亚健康问题（包括现代未病学中的潜病态和前病态等）。《内经》认为，健康是人与自然环境及社会之间的一种动态平衡，而亚健康和疾病状态，则是属于人体的阴阳失衡状态。因此，"治未病"首先要求人们适应自然气候，加强锻炼，增强抗病能力，预防疾病发生。

第八节 生命与自然界阴阳二气息息相关

【原文阅读】

夫自古通天者，生之本，本于阴阳。天地之间，六合之内，其气九州九窍、五脏、十二节，皆通乎天气。其生五，其气三，数犯此者，则邪气伤人，此寿命之本也。苍天之气，清净则志意治，顺之则阳气固，虽有贼邪，弗能害也，此因时之序。故圣人抟精神，服天气而通神明。失之则内闭九窍，外壅肌肉，卫气散解，此谓自伤，气之削也。（《素问·生气通天论篇第三》）

【原文大意】

自古以来，人体阴阳之气与自然界阴阳之气都是互相通应的，生命的根本在于阴阳双方的协调统一。人体生命存在于天地之间，四方上下之内，其九窍、五脏、十二个大关节都与自然界阴阳之气相通应。自然界的阴阳变生出风、暑、湿、燥、寒五种气候，每一气候又有平气、太过之气、不及之气三种状态。如果人们屡屡违反天人相应之理，就会招致邪气入侵，伤害人体，所以顺应四时是寿命保持长久的根本。自然界阴阳之气清静而无异常变化，则人的精神活动就能保持正常。顺应自然则阳气固密，虽然致病邪气无处不在，但也不会伤害到人体。这是顺应四时气候变化规律的道理。所以圣人聚精会神、全神贯注，主动而努力地顺应自然界阴阳之气的变化，使人体阴阳之气与自然界阴阳变化统一起来。违犯了它，将会导致三类疾病的发生，一是在内闭塞九窍，二是在外壅阻肌肉，三是卫气离散耗解而失于护卫。这些都不是单纯外部原因所造成的，必然存在自我伤害，使阳气削弱的前提。

【要点解析】

本节提出"生气通天"的论断，并从3个方面进行论证。

一是生命本源于自然界阴阳二气。中国古代哲学认为，气是宇宙万物的本源，也是人类生命的物质基础，人和万物一样，都是天地阴阳二气的产物，因而人体生命活动依赖天地阴阳二气来维持，人类不断地从自然界获取赖以生存的物质，以维持其生命。

二是生命活动与自然界阴阳之气相通应。人由天地阴阳之气所化生，在长期的演化过程中，人体的生命活动形成了与自然界阴阳消长变化相似的节律，表现出与四时变化相通的关系，自然界阴阳变化的一般规律，也就是人体生命活动的基本法则。这种天人同源、同道的认识，是《内经》的基本学术思想之一。

三是顺应自然是长寿的根本。人与自然同源、同道，养生必须顺应自然，主动、自觉地适应自然变化，做到聚精会神、全神贯注，主动而努力地顺应自然界阴阳之气的变化，使人体阴阳之气与自然界阴阳变化统一起来。反之，若违背了自然规律，就会损伤人体的正气，使阴阳之气失调，阳气不固，抵抗力减弱，即生命之气削弱，易受邪气侵袭，发生煎厥、薄厥等闭塞九窍，痈、疽、痤、疖等壅阻肌肉以及卫气离散耗解而失于护卫等多种病变，从而影响寿命。这种顺应四时阴阳变化规律，主动调养身体的思想，也是《内经》养生防病的重要原则。

第九节　人体生长壮老已的生命规律

【原文阅读】

人生十岁，五脏始定，血气已通，其气在下，故好走。二十岁，血气始盛，肌肉方长，故好趋。三十岁，五脏大定，肌肉坚固，血脉盛满，故好步。四十岁，五脏六腑十二经脉，皆大盛以平定，腠理始疏，荣华颓落，发颇斑白，平盛不摇，故好坐。五十岁，肝气始衰，肝叶始薄，胆汁始减，目始不明。六十岁，心气始衰，苦忧悲，血气懈惰，故好卧。七十岁，脾气虚，皮肤枯。八十岁，肺气衰，魄①离，故言善误。九十岁，肾气焦，四脏经脉空虚。百岁，五脏皆虚，神气②皆去，形骸独居而终矣。（《灵枢·天年第五十四》）

【词语注释】

①魄：是指由肺所藏之神，主要是某些与生俱来的、较为低级的精神意识活动，即人体本能的感觉和动作，如新生儿的啼哭、吮吸、眨眼以及人体的触觉、痛觉、温觉、视觉等。

②神气：指藏于五脏的五神，包括心所藏的神、肝所藏的魂、脾所藏的意、肺所藏的魄、肾所藏的志。

【原文大意】

人出生后到十岁左右，五脏功能逐渐完备，血气运行通畅，人的生长之气本于下肢，所以喜欢奔跑蹦跳。二十岁左右，气血开始旺盛；肌肉发达，所以喜欢快步行走。三十岁左右，五脏非常健全，肌肉坚实强壮，血脉旺盛盈满，所以步履稳重。四十岁左右时，五脏六腑十二经脉都发育得很健全，此时肌肉间隙开始疏松，面部的容华开始颓落，发鬓开始花白，不好动而喜坐。五十岁左右，肝气开始衰减，肝叶渐变薄，胆汁渐减少，眼睛视物渐模糊。六十岁左右时，心气开始衰减，喜忧多悲，血气运行迟缓，所以喜欢躺卧。七十岁左右时，脾气虚弱，皮肤枯槁而不润泽。八十岁左右，肺气衰退，魄不能归藏于肺脏，言语经常出现错误。九十岁左右，肾之精气开始亏竭，心肝脾肺等脏所属经脉空虚。百岁左右，五脏之气衰竭，神气离散而去，只有形骸存在，因而尽终天年。

【要点解析】

本节以每10岁为阶段，论述了人体生长壮老已的生命规律，描述了各阶段外部表现及特征（表1-5）。

人体生命全过程及各个阶段的生命特征是以脏腑气血盛衰为依据，在人体生命衰老过程中，各脏腑功能是按照五行相生的次序依次衰退，即各脏腑功能衰退有先有后，且呈现一定规律。这一理论对于研究生命规律及健康长寿之道具有重要意义。

表1-5 人体不同年龄阶段内外变化规律表

年龄段	脏腑气血变化	外部表现	行动特征
10 岁	五脏功能逐渐完备，血气运行通畅，人的生长之气本于下部肾		喜欢奔跑蹦跳
20 岁	气血开始旺盛	肌肉发达	喜欢快步行走
30 岁	五脏非常健全	肌肉坚实强壮，血脉旺盛	步履稳重
40 岁	五脏六腑十二经脉都发育得很健全	腠理开始疏松，面部的容华开始颓落，发鬓开始花白	不好动而喜坐
50 岁	肝气开始衰减，肝叶渐变薄，胆汁渐减少，眼睛视物渐模糊	目始不明	喜欢坐卧
60 岁	心气开始衰减，血气运行迟缓	喜忧多悲	
70 岁	脾气虚弱	皮肤枯槁而不润泽	
80 岁	肺气衰退，魄不能归藏于肺脏	言语经常出现错误	
90 岁	肾之精气开始亏竭，心肝脾肺等脏所属经脉空虚		
100 岁	五脏之气衰竭，神气离散而去	只有形骸存在	

小结

1.提出了养生的基本方法。一是效法四季寒来暑往和每天昼夜的阴阳变化规律，主动适应自然气候和外界环境变化，养护正气，避免邪气的侵袭，减少疾病的发生。二是恰当运用健身方法。三是节制饮食，注意饮食滋味、食材搭配合理；食物温度和寒热性质适中；进食节奏、饥饱控制适度等方面。四是生活作息和工作节奏要有规律。五是体力、脑力以及房事的适度。

2.提出了养生的基本原则。一是适应自然，外避邪气。即顺应四时阴阳变化，对四季中异常的气候和外来致病因素要及时回避和防御。二是调摄精神，内养真气。即保持内心安静，排除杂念，减少欲望，适应社会，心理上不受外界事物的任何影响和干扰，从而保养人体正气，抵御外邪。

3.以肾中精气的盛衰为主线，以女子七岁、男子八岁为阶段，论述了人的生殖能力变化及相应生命过程。

4.提出生命之气与自然之气相通的论断，包括生命本源于自然，生命活动与自然环境息息相关以及养生必须主动而自觉地适应自然变化的道理。

5.以先天精气及脏腑气血盛衰为依据，以十年为阶段，分别描述了人生长壮老的生命全过程及各阶段表现的生理特点与生命特征。

思考题

1.古代先民养生的具体方法对现代生活有何启示？

2.古人为什么把形体和精神相互协调作为衡量健康的标准？你认为怎样才能做到形体和精神相互协调统一？

3.请你从整体观念角度，谈谈对《内经》养生原则的理解。

4.以现代人的角度，如何看待"调摄精

神，内养真气"？可举例说明。

5. 从男女两性生长发育过程看，其标志性变化体现在哪些方面？

6. 除了禀赋于父母之外，肾所藏的精气还有其他来源吗？

7.《灵枢·天年》对10岁生理特点以"喜欢奔跑蹦跳"概括，其原理及对儿童早期教育的指导意义如何？

8.《灵枢·天年》对60岁生理特点的概括是什么？如何理解衰老？

9. 结合《素问·四气调神大论》，谈谈你对四季调神及养生方法实质的理解？

10. 在日常生活中，你所发现的"春夏养阳，秋冬养阴"的具体做法有哪些？

12. 思考一下，"治未病"与现代预防医学有何异同？

（田露　蒋莜）

第二章

阴阳五行

阴阳和五行理论是建立在中国古代哲学家的思想基础之上的。古代哲学家深信宇宙万物都起源于气，一种构成万物的抽象而物质的元素。这些理论属于中国古代哲学范畴，并被用于描述和阐释世界上每件事物的所有变化。

阴阳理论认为物质世界中的每件事物及现象共存着两个对立面，并且这两个对立而不可或缺的运动为一切运动和发展提供了原始动力。阴阳被用于标示这两个紧密联系的方面。

五行理论通常用于解释运动事物之间的相互影响，以及它们在运动过程中相对稳定的状态。它的基本原则是世界由五类要素构成：木、火、土、金和水。每种元素起着推动或者抑制其他元素的作用，这种现象被称为相互促进和相互抑制。

阴阳和五行理论渗透到医学思维领域，为《内经》理论体系——中国传统理论的起源——构建了基础。这些理论主要用于分析并论证人体生理活动和病理变化规律，探寻诊断、养生和治疗的基本规律和方法，成为中医学理论的指导思想。

本章所选《素问》的《阴阳应象大论》《生气通天论》《阴阳离合论》中的重要原文，主要在于阐释阴阳五行的概念及其基本内容，以及在生理、病理、诊断、治则、归纳药性功能与养生的应用。

第一节　阴阳的基本内涵和属性

【原文阅读】

阴阳者，天地之道也。万物之纲纪，变化之父母，生杀之本始，神明①之府也。治病必求于本。故积阳为天，积阴为地。阴静阳躁，阳生阴长，阳杀阴藏，阳化气，阴成形。寒极生热，热极生寒；寒气生浊，热气生清。清气在下，则生飧泄；浊气在上，则生䐜胀。此阴阳反作，病之逆从也。故清阳为天，浊阴为地；地气上为云，天气下为雨；雨出地气，云出天气。故清阳出上窍，浊阴出下窍；清阳发腠理，浊阴走五脏；清阳实四肢，浊阴归六腑。(《素问·阴阳应象大论篇第五》)

【词语注释】

①神明：自然万物运动变化的内在动力。

【原文大意】

阴阳是对天地万物基本规律的概括。是认识分析事物的纲领；是事物变化的根基；是万物生死存亡的根源；是神明所藏之处；

是认识、诊断和治疗疾病的根本。

清轻的阳气向上升腾，积聚而形成天空；重浊的阴气向下沉降，凝聚而形成大地。阴气主宁静镇守，阳气司恒动。阳气促进万物的发生、成长，阴气主万物的闭藏、消亡；阴阳之气的相互作用促进了万物发生、发展、壮盛、衰退、消亡的全过程。阳主气化，使有形变为无形；阴主成形，使无形化为有形；寒化到极致转化为热，热化到极点变为寒；寒气重浊下降，热气清轻升腾。清轻阳气在下，不能升上，则易患腹泻病症；厚浊之阴气在上，不能沉降，则易生腹胀病症。正是阴阳运动的逆反，是导致疾病的基本原因。

清轻的阳气形成天空，重浊的阴气形成大地。地气上升而成云雾，天气下降而成雨露；虽然天气将为雨露，却是地气不断上升所化；尽管地气上升成云，也是天气持续下降的结果。这是阴阳互为因果的关系。因此，人体之清轻阳气升腾温养脑部、五官等，代谢产物随大小便排出体外；阳气散发于肌肉、筋膜、皮肤等，精气血津液归藏于五脏；阳气营养四肢、骨骼等，气血精微物质经过六腑分解、消化、吸收和转输。

【要点解析】

1. 阴阳的基本内涵和属性

本节简要阐述了阴阳的基本内涵。指出世间所有事物都在不断地运动、变化、生成、消亡。运动的根本在于阴阳。在运动进程中，这两方面不仅相互对抗，而且还彼此依赖和促进。在特定情况下，它们可以相互转化。这种观点表达出阴阳理论包含着唯物和辩证的思想。本节将阴阳理论和人体的生

理与病理相结合，并呈现出治疗学中的一个根本原则："治病必求于本。"

本节还指出阴阳代表着自然界事物及现象的相互对立的基本属性，有不同的性质，即"阴静阳躁"；不同的作用，即"阳生阴长，阳杀阴藏，阳化气，阴成形"；不同的升降趋势，如"积阳为天，积阴为地"等。阴阳的概念还具有一定的相对性，并表现在两个方面：一是事物的阴阳属性可以在一定的条件下相互转化，如"寒极生热，热极生寒""地气上为云，天气下为雨"等；二是阴阳在应用时有很大的灵活性，在不同的相对条件下可以指称不同的具体物象，如"清阳出上窍，浊阴出下窍；清阳发腠理，浊阴走五脏；清阳实四肢，浊阴归六腑"等。

2. 阴阳学说对后世治疗学的影响

人体阴阳之气的升降趋势与自然界阴阳之气是相同的，即清阳之气向上向外，走肌表、腠理、四肢、头面七窍；而浊阴之气向下向内，走五脏、六腑、前后二阴等。这一理论对后世治疗思想有很大影响，如张仲景用温阳之四逆汤治疗手足厥冷，用苦寒之承气汤类治疗大便不通，李东垣用补气升提之益气聪明汤治疗耳目失聪等，均是这一理论的具体体现。

第二节　药物和食物气味的阴阳属性与作用特点

【原文阅读】

水为阴，火为阳；阳为气，阴为味。阴味出下窍，阳气出上窍。味厚者为阴，薄为阴之阳。气厚者为阳，薄为阳之阴。味厚则泄，薄则通。气薄则发泄，厚则发热。

壮火①之气衰，少火②之气壮。壮火食气，气食少火。壮火散气，少火生气。（《素问·阴阳应象大论篇第五》）

【词语注释】

①壮火：指气味纯阳的药物或饮食。

②少火：指气味温和的药物或饮食。

【原文大意】

在自然界万物之中，水属于阴，火属于阳。药物和食物的气属于阳，药物和食物的味属于阴。

属阴的五味常分布于下窍（内脏等），属于阳的四气常输布于上窍（头面、五官等）。五味之中，味厚重者（酸、苦、咸）属于阴中之阴，味淡薄者（辛、甘）属于阴中之阳；四气之中，气厚重者（寒、热）属于阳中之阳，气淡薄者（温、凉）属于阳中之阴；五味厚重的药物具有疏通或通泻作用，五味淡薄的药物具有开窍解表作用；四气淡薄的药物具有渗泄作用，厚重的药物具有助阳发热的作用。

壮火易使正气衰竭，少火常使正气逐渐盛壮；即壮火损耗正气，少火滋生正气；或壮火耗散正气，少火生养正气。

【要点解析】

本节运用阴阳的属性及其互根互化关系，阐明药食进入人体后的气化过程，论述药食气味厚薄及其性能。

1. 气味形精的相互作用与转化规律

药物饮食各具气、味，进入人体之后，分别转化为人体的形、精、气，这种转化，依赖的是人体的气化。具体过程是：气味归精形，精形归气化，精形食气味，气化生精形。可见，药食气味在体内的变化过程，体现了阴阳相互为用和相互转化的辩证关系，对养生与治疗均有重要的指导意义。

2. 药食气味的阴阳属性与功效差异

药物饮食不仅有气味之别，气味还有厚薄之分。运用阴阳可分理论，可以说明气味厚薄不同的药食具有不同的功效和性能，体现了药食气味阴阳属性划分的应用价值，为后世药物性能的归类和方剂学的发展奠定了基础（表2-1）。

表2-1 药食气味的阴阳属性及作用归纳表

气（阳）		味（阴）	
阳中之阴	阳中之阳	阴中之阳	阴中之阴
气薄	气厚	味薄	味厚
发泄	发热	通	泄
发汗、散邪	温中、助阳	通利	攻下
羌活、桂枝、防风、薄荷	附子、乌头	泽泻、茯苓	大黄、芒硝

3. "壮火""少火"本义与后世发挥

原文中"壮火""少火"的本义是指药食气味之厚薄、性能之缓急。壮火是气味浓烈、作用峻猛的药食，少火指气味平和、作用和缓的药食。壮火为阳之极，发散的作用甚强，消耗人体的真气，使人体真气衰减；少火是平和的阳气，具有温养机体、产生气化、充养真气的作用。后世医家进一步发挥，将少火释为生理之火，壮火释为病理之火。从而使"壮火""少火"的概念不仅仅局限于药食气味，而是发展到对人体生理、病理的认识，对临床有很大指导意义（图2-1）。

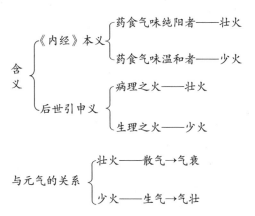

图 2-1　壮火和少火的含义及其与元气的关系

第三节　药物和食物气味太过对人的伤害

【原文阅读】

气味辛甘发散为阳，酸苦涌泄为阴。阴胜则阳病，阳胜则阴病。阳胜则热，阴胜则寒。重寒则热，重热则寒。寒伤形，热伤气。气伤痛，形伤肿。故先痛而后肿者，气伤形也，先肿而后痛者，形伤气也。（《素问·阴阳应象大论篇第五》）

【原文大意】

在药物和食物的气味之中，辛甘之味具有发散的功效，属于阳；酸苦之味具有泻下的功效，属于阴。如果药食五味太过则易伤害人体之阳气，四气太过则伤害人体之阴精。阳气亢盛则是以发热为主，阴气隆盛则是以寒冷为主。物极必反，阳虚体质者，过用寒凉之品则反而变热症；阴虚体质者，过用辛温之品则反变寒症。寒邪易影响形体，热邪易影响气机；气机受伤，气血阻滞，使人感到疼痛；形体受伤，肌肉壅滞，肿胀为主。所以，先疼痛而后肿胀者，是伤气机又

伤形体；先肿胀后疼痛者，既伤形体又伤气机。

【要点解析】

本节论述了药食气味的阴阳属性与功效的关系。药物饮食不仅有气味之别，气味还有厚薄之分。运用阴阳可分理论，可以说明气味厚薄不同的药食具有不同的功效和性能，体现了药食气味阴阳属性划分的应用价值，为后世药物性能的归类和方剂学的发展奠定了基础。

第四节　外邪侵袭与情志内伤致病的临床特征

【原文阅读】

风胜则动，热胜则肿，燥胜则干，寒胜则浮，湿胜则濡泻。天有四时五行，以生长收藏，以生寒暑燥湿风。人有五脏化五气，以生喜怒悲忧恐。故喜怒伤气，寒暑伤形。暴怒伤阴，暴喜伤阳。厥气上行，满脉去形。喜怒不节，寒暑过度，生乃不固。故重阴必阳，重阳必阴。故曰：冬伤于寒，春必温病[①]；春伤于风，夏生飧泄；夏伤于暑，秋必痎疟；秋伤于湿，冬生咳嗽。（《素问·阴阳应象大论篇第五》）

【词语注释】

①温病：感受温邪所引起的一类外感急性热病的总称，包括温热病、湿热病两大类。

【原文大意】

风邪太过，侵犯人体可出现震颤、抽

搐、痉挛；热邪太过，症现局部红肿疼痛；燥邪太过，常现皮肤干燥；寒邪太过，侵袭人体可出现全身浮肿；湿邪太过，易发生泄泻。自然界有春夏秋冬四季交替推移，体现了五行生克制化的规律，形成了万物的生长收藏和寒暑燥湿风天气的变化节律。人体内有五脏，五脏的气化作用是人体喜、乐、忧、思、悲、恐、惊情绪产生的基础。因此，大怒过喜等失控情绪最易伤人体气机运动，寒暑气候变化最易伤害形体及器官；其次，大怒会伤阴精，过喜会伤阳气。甚至病情恶化，气机逆上，脉象浮大，意识丧失。所以，不知约束情感情绪，不会避免异常气候伤害，难以做到健康长寿。通常物极必反，阴气过极则转化为阳亢，阳气过极亦转化为阴盛。诸如：冬季伤于寒邪，春季必然发生温病；春季伤于风邪，夏季必发生腹泻病；夏季伤于暑邪，秋季必患疟疾；秋季伤于湿邪，冬季必罹患咳嗽病。

【要点解析】

本节高度概括了风、热、寒、燥、湿五胜为病的基本表现和规律，既是丰富和发展了六淫病因病机学说的重要内容，又突出了病因辨证的要点，对于研究外邪致病途径、病机演变、临床表现特征以及辨证立法用药，均起到重要作用。历代医家据此多有发挥和临床应用，张子和认为"湿胜则濡泻"不仅提示湿邪致病最易出现腹泻，而且认为腹泻多属湿邪为患，腹泻论治均离不开湿。朱丹溪认为在治疗泄泻病证，祛湿是基本治则，然具体方法有利水祛湿、温阳化湿、健脾祛湿等。

本节还论述了情志内伤伤及五脏气机

的问题。人的情志活动以五脏精气为物质基础，是五脏功能活动表现于外的征象，故曰"人有五脏化五气，以生喜怒悲忧恐"。但五志过激，则会直接损伤五脏精气，导致内脏气机失调。若气机严重逆乱，则阴阳失调，可使神气浮越，离开形骸而致死亡（表2-2）。

表 2-2　外邪侵袭与情志内伤的致病特点

外邪	风胜	动	振摇、抽搐、眩晕
	热胜	肿	局部红肿
	燥胜	干	皮肤干裂
	寒胜	浮	浮肿
	湿胜	濡泻	湿泻，水谷并下
情志	喜怒	伤气	五脏之气损伤
	暴怒	伤阴	肝气逆而血乱
	暴喜	伤阳	心气缓而神逸

第五节　阴精与阳气互根互用的关系

【原文阅读】

天地者，万物之上下也；阴阳者，血气之男女也；左右者，阴阳之道路也；水火者，阴阳之征兆也；阴阳者，万物之能始也。故曰：阴在内，阳之守也，阳在外，阴之使也。(《素问·阴阳应象大论篇第五》)

【原文大意】

万物存在于天地之间，阴阳结合化生男女。左右是阴阳循行的道路，水火是阴阳的表征。总之，阴阳的变化，是一切事物生成的原始。阴阳二气相互为用，阴在事物的内部，有阳对它进行保护；阳在事物的外部，有阴作为它的辅佐。

【要点解析】

本节通过天地、上下、血气、男女、左右、水火、守使等对立互根关系，深度解析了阴阳概念的外延与对立相互关系，阐发了阴精与阳气之间对立互根、互制互用的关系，即阴精主守藏于内，但却是阳气产生的物质基础；阳气运行于外，但却是阴精的功能表现。阴阳之间的相互为用关系，是生命活动的规律之一，可用于说明人体的生理关系，分析病机变化，并指导临床治疗（表2-3）。

表2-3　阴阳之间相互关系表

生理上	互根互用	阴在事物的内部，有阳对它进行保护
		阳在事物的外部，有阴作为它的辅佐
病理上	相互影响	阳不能到达事物的外部→阴不能守在事物内部
		阴不能守在事物内部→阳不能到达事物的外部

第六节　阴阳失调的典型临床特征与病机本质

【原文阅读】

帝曰：法阴阳奈何？岐伯曰：阳胜则身热，腠理闭，喘粗为之俛仰，汗不出而热，齿干以烦冤，腹满死，能冬不能夏。阴胜则身寒，汗出身常清，数栗而寒，寒则厥，厥则腹满死，能夏不能冬。此阴阳更胜之变，病之形能也。（《素问·阴阳应象大论篇第五》）

【原文大意】

黄帝问道：怎样遵循于阴阳理论呢？岐伯回答说：阳气太甚，表现为身体发热、腠理紧闭、喘息急迫、身体伸屈、无汗高热、牙齿干燥、烦闷、腹部胀满，预后不良，冬季病情稳定，夏季最易恶化，多死亡；阴气太甚，表现为寒冷、多汗、身体湿冷、寒战不止，甚至四肢厥冷、腹部胀满，预后不良，夏季病情稳定，冬季病情加剧，多死亡。因此，阴阳偏盛、阳损及阴或阴损及阳正是疾病的内在机制。

【要点解析】

本节从阴阳偏盛的临床表现特征与四季气候的关系，指明了人体的病理变化和预后是受到四时气候变化规律的影响，深刻地反映了《内经》"天人相应"观念在病理上的具体体现。自然界四时气候的节律性变化是阴阳交替消长的结果，以冬阴寒和夏暑热最为突出。因为天地的四时阴阳盛衰，必然会影响到人体之阴阳变化。在病理状态下，体内阴阳出现失调，阳盛致病阴已衰，再感天地之阳热，其病必剧；阴盛致病阳已衰，再受天地之阴寒，病必危殆。反之，阳亢与阴虚者得天地阴气之相抑与相滋，阳虚与阴寒者得天地阳气之相助和相制，可使体内阴阳失调状态得到相对缓解，故曰"能冬不能夏"与"能夏不能冬"之理论。本理论的意义不仅在于强调气候对病理病机的影响，还提示在治未病和养生时，应重视"天人合一"的统一关系，遵循因时而治、因时而养的原则，唯有法天之际、用地之理，方可免除灾害（表2-4）。

表2-4 阴阳偏胜的病变对比表

阳盛则阴竭	阳盛	身体发热、肌肤紧闭、喘息急迫、肢体伸展
	伤阴	身体无汗、牙齿干燥、烦闷
阴盛则阳衰	阴盛	身体不觉温暖，甚至四肢厥冷或寒战不止
	伤阳	身体多汗、湿冷，肢体蜷缩

第七节 调节阴阳的基本方法以及在防病养生中的应用

【原文阅读】

帝曰：调此二者，奈何？岐伯曰：能知七损八益①，则二者可调，不知用此，则早衰之节也。年四十，而阴气自半也，起居衰矣。年五十，体重，耳目不聪明矣。年六十，阴痿，气大衰，九窍不利，下虚上实，涕泣俱出矣。故曰：知之则强，不知则老，故同出而名异耳。智者察同，愚者察异，愚者不足，智者有余，有余则耳目聪明，身体轻强，老者复壮，壮者益治。是以圣人为无为之事，乐恬惔之能，从欲快志于虚无之守，故寿命无穷，与天地终，此圣人之治身也。（《素问·阴阳应象大论篇第五》）

【词语注释】

①七损八益：特指古代房中术，属于夫妻性生活方面的健康指导。

【原文大意】

黄帝问道：怎样调节人体的阴阳呢？岐伯回答说：如果能够掌握七损八益的房中术，就可以做到阴阳调和；否则，就会不知节制而发生早衰。一般而言，年到四十岁，阴精已经衰半，常见生活起居、睡眠、饮食均可减退；年至五十岁，极度乏力、耳不聪、目不明了；到了六十岁，阴精不足，阳气大衰，五官功能减退，肾气虚衰，肺失宣降，鼻涕眼泪不止。综上所述，掌握养生之道的人，身体强壮；不明养生之道的人，则易衰老。所以同禀天地之气以生，长寿与夭折却显著不同。懂得养生之道的人，关注的是阴阳之气；不懂养生之道的人，只看到长寿与夭折的不同。践行养生之道的人肾气有余，耳聪目明，身体健壮，灵活有力；虽年岁已老，仍然身健体壮，身心正常。因此，通达养生之道的学者，追求顺应自然，乐处恬静知足的精神境界，使自己的志向和理想处在虚静无欲之中。这样才能健康长寿，与天地自然和谐统一。即学者通晓养生之道和践行养生方法的典范。

【要点解析】

本节提出掌握调摄阴阳的基本方法，首先是需要了解"七损八益"的养生方法。遵照有益于肾中精气的八种方法，则内可以阴精之气充实，外可以耳目聪明、身体强健；规避损伤肾中精气的七种方法，则人体精气暗耗，阴阳之气失调，人体则会过早衰老。可见和谐的夫妻生活，可以增强人体免疫功能，若能趋利避害，不犯"七损"，正确地运用"八益"，则有利于延年益寿。因此，通过调摄阴阳保养肾中精气具有非常重要的意义。

第八节 早期诊断与治疗是预后良好的关键

【原文阅读】

故邪风之至，疾如风雨，故善治者治皮毛，其次治肌肤，其次治筋脉，其次治六腑，其次治五脏。治五脏者，半死半生也。故天之邪气，感则害人五脏；水谷之寒热，感则害于六腑；地之湿气，感则害皮肉筋脉。（《素问·阴阳应象大论篇第五》）

【原文大意】

由于邪气侵犯人体，犹如暴风骤雨来势凶猛，因此，最好的诊疗时机首先是在邪气侵袭皮肤浅层之时，其次是邪气侵袭肌肤之时，其次是邪气侵袭筋脉之时，再次邪气侵袭六腑之时，最后是邪气侵袭五脏之时。但是，邪气侵袭五脏之时就会预后不良。通常外感六气侵犯人体五脏，饮食失调则易伤害人体六腑，居处潮湿则易伤害人体之皮肤、筋膜以及经脉。

【要点解析】

本节指出外邪致病具有由表入里、由浅入深、由轻转重的发展趋势。病邪愈深，病情愈为复杂深重，诊治愈难。高明的医生善于抓住时机，早期诊断，早期治疗，从而取得良好疗效。否则，邪入五脏，终至难治。可见，早期诊治是提高疗效的重要措施，也

是"治未病"思想的重要内容。继而又指出了邪气的性质不同，侵袭人体的部位不同，自然气候的异常变化损伤五脏，饮食失节损伤六腑，居处环境失宜则伤及皮肤、肌肉、经脉等，邪气侵犯人体有特异性和基本规律，是辨证论治的重要依据之一。

第九节 阴阳理论在针刺治疗和诊法方面的运用

【原文阅读】

故善用针者，从阴引阳，从阳引阴。以右治左，以左治右，以我知彼，以表知里，以观过与不及之理，见微得过，用之不殆。

善诊者，察色按脉，先别阴阳。审清浊而知部分；视喘息、听音声，而知所苦；观权衡规矩，而知病所主；按尺寸，观浮沉滑涩，而知病所生。以治无过，以诊则不失矣。（《素问·阴阳应象大论篇第五》）

【原文大意】

一般而言，正确掌握针刺治法的医生，遵循的是病在阳分、从阴经诱导阳气，病在阴分、从阳经引导阴精的治疗原则。所以，病位在左，治取右侧；病位在右则，治取左侧。这是以已知推测未知、以正常测知异常、从现象推导本质的思维方法。可以达到观察疾病的太过（实证）和不足（虚证），准确掌握了疾病的初浅变化，便可以预测疾病的不良后果或恶化。这样就可以达到诊疗无误。

正确掌握诊断方法的医生，应该通过望诊和脉诊，首先辨析疾病的部位、性质和属性等；详审患者的五色从而知道脏腑病位；

观察患者的呼吸、细听患者的各种发声、诊察寸口脉的浮沉洪滑等脉象、诊察尺肤的润滑、枯涩、温度、色泽等，来测知病因病机。用这样的方法诊断和治疗疾病是不会出现错误的。

【要点解析】

1. 运用阴阳互根理论确立针刺原则

本节首先提出了诊治疾病的正确思路与方法。人是一个有机整体，人身的脏腑、气血、外内、左右、上下交相贯通。因此，针刺治病时，可以根据人身阴阳互根互用的关系，运用"从阴引阳，从阳引阴"的治疗原则，采取"以右治左，以左治右"的治疗方法以提高疗效。"从阴引阳，从阳引阴"的治疗原则可广泛运用于临床，例如取阳经的穴位治疗阴经的病，取阴经的穴位治疗阳经的病；取上部的穴位治疗下部的疾病，取下部的穴位治疗上部的疾病等均是"从阴引阳，从阳引阴"针刺治疗原则的具体应用，这一原则至今仍具有重要的实践价值。

2. 诊病辨证须先审明阴阳

原文强调四诊合参的临床现实意义。举"审清浊""视喘息、听音声""观权衡规矩""按尺寸"等诊法为例，说明辨别阴阳宜四诊合参，从而综合判断病证的阴阳盛衰，为辨证论治提供依据。后世建立的八纲辨证，以阴阳二纲为总纲，其根据即本源于此（表2-5）。

表2-5　阴阳理论诊法运用表

四诊	属阳	属阴
望诊	面部色泽鲜明	面部色泽晦暗
闻诊	呼吸气粗、声音洪亮	呼吸微弱、声音低微
切诊	尺肤滑润、寸口脉浮	尺肤干涩、寸口脉沉

第十节　饮食五味对五脏精气是一把双刃剑

【原文阅读】

阴之所生，本在五味；阴之五宫，伤在五味。是故味过于酸，肝气以津，脾气乃绝。味过于咸，大骨气劳，短肌，心气抑。味过于苦，心气喘满，色黑，肾气不衡。味过于甘，脾气不濡，胃气乃厚。味过于辛，筋脉沮弛，精神乃央。是故谨和五味，骨正筋柔，气血以流，腠理以密，如是则骨气以精。谨道如法，长有天命。（《素问·生气通天论篇第三》）

【原文大意】

体内阴精的产生，本源于饮食五味。藏蓄阴精的五脏，又因饮食五味太过而受到伤害。过食酸味，导致肝气过盛，而使脾气衰竭。过食咸味，则腰间脊骨就会受伤，肌肉短缩，心气抑郁不舒。过食苦味，心跳急促而烦闷，面色黑，肾气不能平衡。过食甘味，脾伤不运则生湿，湿阻脾胃则生胀满。过食辛味，筋脉败坏弛缓，精神也受到损害。所以应谨慎地调和饮食五味，使骨骼正直，筋脉柔和，气血流通，腠理固密，这样就能使骨、筋、气、血、腠理强盛。如严格地遵循五味调和的原则，就能达到自然赋予人的寿命。

【要点解析】

饮食五味虽然对人体具有营养作用，但是如果五味过用或偏嗜首先会损伤其所入的本脏，如酸伤肝等，久则依五行关系或阴阳表里关系伤及其他脏腑，充分体现出机体的完整性和疾病的复杂性。如果五味偏颇，可使单一内脏的精气阴阳失调，也可破坏多个内脏之间的协调而发生复杂的疾病。本节举例说明药食五味与五脏发病的关系，提示了"谨和五味"和"食饮有节"不仅对养生及分析病机有一定价值，而且对临床用药也有启发作用（图2-2）。

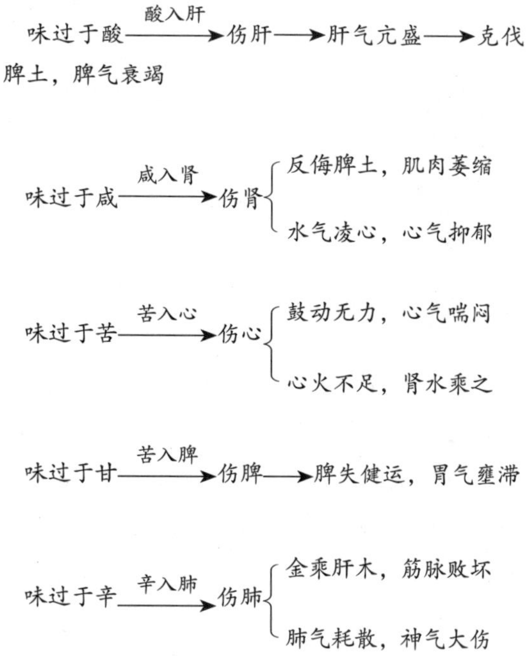

味过于酸 ——酸入肝→ 伤肝 —→ 肝气充盛 —→ 克伐脾土，脾气衰竭

味过于咸 ——咸入肾→ 伤肾 ｛ 反侮脾土，肌肉萎缩 / 水气凌心，心气抑郁 ｝

味过于苦 ——苦入心→ 伤心 ｛ 鼓动无力，心气喘闷 / 心火不足，肾水乘之 ｝

味过于甘 ——苦入脾→ 伤脾 —→ 脾失健运，胃气壅滞

味过于辛 ——辛入肺→ 伤肺 ｛ 金乘肝木，筋脉败坏 / 肺气耗散，神气大伤 ｝

图2-2　饮食五味对五脏影响示意图

第十一节　阴阳属性的统一性和可分性

【原文阅读】

黄帝问曰：余闻天为阳，地为阴，日为阳，月为阴。大小月三百六十日成一岁，人亦应之。今三阴三阳不应阴阳，其故何也？岐伯对曰：阴阳者，数之可十，推之可百，数之可千，推之可万，万之大，不可胜数，然其要一也。天覆地载，万物方生。未出地者，命曰阴处，名曰阴中之阴；则出地者，命曰阴中之阳。阳予之正，阴为之主。故生因春，长因夏，收因秋，藏因冬。失常则天地四塞。阴阳之变，其在人者，亦数之可数。（《素问·阴阳离合论篇第六》）

【原文大意】

黄帝问道：我听说天是属阳的，地是属阴的；太阳是属阳的，月亮是属阴的。由于阴阳日月的运转，经过三百六十天，就成为一年。人体也与之相对应。但是现在人体的三阴三阳和天地的阴阳不相符合，这是什么原因呢？岐伯回答说：阴阳是变化无穷的，由一可数到十，由十又可分到百，由百可散为千，由千又可推到万，由万再推演下去，是数不尽的。但是，它的根本规律却只有一组阴阳。天地之间，万物正生长繁衍。当它们还未出地面的时候，叫作"阴处"，也叫作"阴中的阴"；当它们才出地面的时候，叫作"阴中的阳"。阳气给万物以生机，阴气给万物以形体。所以万物的发生，是借助春气的温暖；万物的滋长，是借助夏气的炎热；万物的收成，是借助秋气的清肃；万物

的闭藏，是借助冬气的寒冷。如果四时气候变化失去正常规律，那么天地之间，就会阴阳闭塞不通了。这种阴阳的变化，就人体来讲，也是一样的，它也是具有一定规律并可以推测而知的。

【要点解析】

本节阐发了阴阳的统一性及可分性。文中指出自然界任何事物都具有相互对立统一的阴阳两方，而任何一方可以再分阴阳。即自然阴阳虽变化万千，但其根源在于一阴一阳。人体阴阳与自然相通应，也符合阴阳离合之理（图 2-3）。

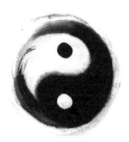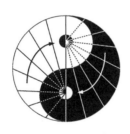

图 2-3　太极阴阳消长转化示意图

小结

1. 阴阳的基本概念

阴阳 ⎰ 分析和归纳自然界一切事物运动变化的法则
　　 ⎨ 事物运动变化、生长消亡的本源
　　 ⎩ 事物运动变化的内在动力所在

2. 阴阳的主要内容

基本特征——阴静阳躁

基本作用——阳化气、阴成形

相互关系 ⎰ 依存互根——阳生阴长，阳杀阴藏
　　　　 ⎩ 消长转化——寒极生热，热极生寒

3. 阴阳的医药运用

说明生理 ⎰ 清阳——出上窍、发腠理、实四肢
　　　　 ⎩ 浊阴——出下窍、走五脏、归六腑

分析病理 ⎰ 清气在下→飧泄
　　　　 ⎩ 浊气在上→䐜胀

指导治疗——治病必求于本（阴阳）

分析药食 ⎰ "养"→生命活动依赖于药食五味化生的精微以滋养五脏
　　　　 ⎨
　　　　 ⎩ "伤"→药食五味太过可伤及五脏并破坏脏腑间平衡协调

4. 阴阳的无限可分

自然界阴阳之象虽万千变化，但其关键仍在于阴阳对立统一规律，阴阳之中又可再进一步划分阴阳，同时提出自然万物的生成是阴阳二气相互作用的结果。

思考题

1. 结合《素问·阴阳应象大论》，谈谈你对阴阳学说基本内容的理解？

2. 请结合你所学的药食气味阴阳属性及性能，根据季节和天气预报以及家人体质状态为他们安排的健康食谱。

3. 谈谈你对"壮火"和"少火"的理解，应该如何将其应用于临床实践之中？

4. 结合《素问·阴阳应象大论》，简析六气的致病特征？对辨证论治有何指导意义？

5. 根据《素问·阴阳应象大论》，简析阴阳偏盛的典型证候特征？

6. 结合《素问·生气通天论》，谈谈你对饮食五味的认识？如何把握饮食五味的适度？

（赵博　王玉兴）

第三章

藏　象

藏象，或称藏象学说，是研究脏腑经脉形体官窍的形态结构、生理活动规律及其相互关系的理论，是《内经》理论体系的核心，是其他学说的基础。"藏"一词指脏腑，即五脏六腑。"象"一词指脏腑功能的外在表象。

藏象理论的形成是通过众多医生与患者的经验，医疗实践，解剖知识，特别是通过生理功能表现出来的或是被病理症状和疗效所证明的实际应用而建立起来的。准确地说，中医的藏的概念不仅包括实际的脏腑还包括其相应功能。所以，将中医中的"藏"简单地等同于现代解剖学中的内脏是不够确切的。

《内经》认为人体复杂的生命活动是脏腑功能的综合反映，脏腑功能活动是紧密联系，密不可分的。所以，在人类生命活动的过程中，各脏腑除其本身的特殊功能外，脏与脏之间、腑与腑之间、脏与腑之间、脏腑与外周组织器官之间有着密切的联系。所有这一切还与外部环境有着紧密联系。

本章选取《内经》中最具代表性藏象篇章，如《素问》的《灵兰秘典论》《六节藏象论》《五脏别论》《经脉别论》《太阴阳明论》等篇的部分内容。

第一节　十二脏腑的主要功能和相互关系

【原文阅读】

心者，君主之官也，神明出焉。肺者，相傅之官，治节出焉。肝者，将军之官，谋虑出焉。胆者，中正之官，决断出焉。膻中者，臣使之官，喜乐出焉。脾胃者，仓廪之官，五味出焉。大肠者，传道之官，变化出焉。小肠者，受盛之官，化物出焉。肾者，作强之官，伎巧出焉。三焦者，决渎之官，水道出焉。膀胱者，州都之官，津液藏焉，气化则能出矣。凡此十二官者，不得相失也。（《素问·灵兰秘典论篇第八》）

【原文大意】

心的作用犹如君主，人的精神意识思维活动由此而出。肺的作用犹如宰相，全身气血由其治理调节。肝的作用犹如将军，谋虑由其而生。胆的作用犹如中正之官，主决定判断。膻中的作用犹如使令之臣，代君行令，表现喜乐。脾胃的作用犹如粮库之官，饮食五味之精微由此而出。大肠的作用犹如传导之官，食物糟粕由此排泄。小肠的作用犹如接受和容纳之官，容纳胃传来的食物，进一步起到分化作用，变化物质。肾的作用犹如作强之官，精力充沛，强壮有力，能产生智能和技巧。三焦的作用犹如疏通水道之官，全身水液通道由其管理。膀胱的作用犹如蓄水之官，全身水液经气化而归蓄于此，津液气化而排出为尿。以上十二脏腑不能失去正常的协调关系。

【要点解析】

本节原文用比拟的方法，将人身十二脏腑比作国家官员，表述了十二脏腑的主要功能，相互关系及其在维持生命过程中的作用。十二脏在人体生命活动中发挥的功能和所处地位虽不相同，但它们的功能活动必须协调统一，即不得相失，各脏腑之间在功能上必须相互配合、相互为用。如果十二脏失去协调关系，就会产生相应疾病，充分说明了人体内脏功能既分工又合作的整体性，是中医整体观念的重要内容之一。

另外，本节将心比喻为君主，其原因主要有两个：一是心主血，包括生血和行血，心阳具有化生血液的功能，而血液是养形化神的生命物质；心气具有推动血液在脉中运行的作用，形神得养，则生机健旺。二是心藏神，神在生命活动中具有主宰或统领的作用。

第二节　藏象学说的基本内容

【原文阅读】

心者，生之本，神之变也；其华在面，其充在血脉，为阳中之太阳，通于夏气。肺者，气之本，魄之处也；其华在毛，其充在皮，为阳中之太阴，通于秋气。肾者，主

蛰，封藏之本，精之处也；其华在发，其充在骨，为阴中之少阴，通于冬气。肝者，罢极之本，魂①之居也；其华在爪，其充在筋，以生血气，其味酸，其色苍，此为阳中之少阳，通于春气。脾、胃、大肠、小肠、三焦、膀胱者，仓廪之本，营之居也，名曰器，能化糟粕，转味而入出者也，其华在唇四白，其充在肌，其味甘，其色黄，此至阴②之类，通于土气。凡十一脏取决于胆也。（《素问·六节藏象论篇第九》）

【词语注释】

①魂：魂也是神的一部分，受神主宰，主要包括一些非本能性的较高级的心理活动，如人的情感、思维等。

②至阴：春夏为阳，秋冬为阴。脾应长夏，由阳而至阴，故称至阴。

【原文大意】

心是生命活动的根本，神明的居处；它的荣华表现在面部，因为心的精气充养在血脉，因为心气通应于夏季，所以心为阳中的太阳。肺是气的根本，魄的居处；它的荣华表现在皮毛，它的精气充养于皮肤，因为肺气通应于秋季，所以肺为阴中的少阴。肾主藏精气，封藏精气的根本，是精气的居处；它的荣华表现在头发，因为肾的精气充养在骨；因为肾气通应于冬季，所以肾为阴中的太阴。肝刚勇任劳，是魂的处所；它的荣华表现于爪甲，它的精气充养筋脉，可以化生血气，因为肝气通应于春季，所以肝为阴中的少阳。脾主管贮藏粮食的仓库，是化生营气的处所；它的荣华在口唇四周的白肉，它的精气充养着肌肉。胃、大肠、小肠、三

焦、膀胱是空腔器官，所以称之为器，能够传导转化糟粕，转输五味的入和出，这是至阴一类的脏器，通应于土气。大凡通于土气的空腔器官都依赖于胆的功能正常。

【要点解析】

本节首次提出"藏象"概念，"藏"是藏于体内的脏腑，"象"主要是指脏腑功能反映于外的征象。原文论述了藏象学说的基本内容。首先，强调人体以五脏为本，高度概括了五脏各自的生理功能特点，说明人体是以五脏为中心的统一体。其次，五脏与人体体表组织器官、精神活动及自然物象密切相关，并由此形成了人体五大功能活动系统，并与自然界内外相联系成一个整体，形成以五脏为中心的藏象学说。

本节所论以五脏为中心，联系五体、五华以及自然环境等组成五大功能结构系统，体现了"四时五脏阴阳"整体观，是藏象学说的核心内容（表3-1）。

表3-1 五脏藏象归纳表

五脏	五本	处所	五华	五体	阴阳属性
心	生命活动的根本	神明的居处	面部	血脉	阳中的太阳（通于夏气）
肺	气的根本	魄的居处	皮毛	皮肤	阴中的少阴（通于秋气）
肝	刚勇任劳的根本	魂的处所	爪甲	筋脉	阳中的少阳（通于春气）
脾	主管贮藏粮食的仓库	化生营气的处所	口唇四周的白肉	肌肉	至阴（通于长夏）
肾	封藏精气的根本	精气的居处	头发	骨	阴中的太阴（通于冬气）

第三节　奇恒之腑与传化之腑的区别以及五脏与六腑功能特点

本节阐述的藏象理论是临床诊治疾病的主要依据。临床上可以根据人体内在脏腑在体表相应部位反映的状况推知脏腑的病变情况，并确定病位。藏象理论也就成为了中医理论体系的核心内容和临床各科辨证论治的理论基础。

【原文阅读】

脑、髓、骨、脉、胆、女子胞，此六者，地气之所生也。皆藏于阴而象于地，故藏而不泻，名曰奇恒之府。夫胃、大肠、小肠、三焦、膀胱，此五者天气之所生也，其气象天，故泻而不藏。此受五脏浊气，名曰传化之府，此不能久留，输泻者也。魄门亦为五脏使，水谷不得久藏。所谓五脏者，藏精气而不泻也，故满而不能实。六腑者，传化物而不藏，故实而不能满也。（《素问·五脏别论篇第十一》）

【原文大意】

颅腔、脊髓腔、骨骼、血管、胆囊、子宫，这六种组织器官是禀承阴气所生的。它们都能贮藏阴精，好像大地贮藏万物一样，所以是主贮藏精气的而不传泻水谷，名为奇恒之腑。胃、大肠、小肠、三焦、膀胱，这五种器官是禀承阳气所生的，像天空中日月运行一样，所以主传泻水谷而不贮藏精气。它们还能接受五脏浊气，名为传化之腑。浊气不能长久停留在体内，而应及时排泻出去。肛门也是五脏的役使，水谷糟粕不能长时间停留。所谓五脏是主贮藏精气而不能传泻水谷，所以五脏精气宜盈满，但不能被水谷所塞实。六腑是主传导消化水谷而不能贮藏精气，所以六腑内的水谷和糟粕只宜交替地暂时充实，而不能被精气所充满。

【要点解析】

（表3-2）

表3-2　奇恒之腑与传化之腑区别表

类别	相同	脏器	属性	应象	功能特点
奇恒之腑	形态中空	脑、髓、骨、脉、胆、女子胞	阴	地	藏精气而不传化水谷
传化之腑		胃、大肠、小肠、三焦、膀胱	阳	天	传化水谷而不藏精气

第四节　水谷精微的生成与输布

【原文阅读】

食气入胃，散精于肝，淫气于筋。食气入胃，浊气归心，淫精于脉。脉气流经，经气归于肺，肺朝百脉，输精于皮毛。毛脉合精，行气于府，府精神明，留于四脏。气归于权衡，权衡以平，气口成寸，以决死生。（《素问·经脉别论篇第二十一》）

【原文大意】

饮食入胃后，产生的精气输散到肝，肝中精气满溢，滋养全身的筋脉。饮食入胃后，产生的浓稠的精气输注于心，心的精气满溢，输入于血脉之中，流入大经脉内，经脉气血流通，朝会于肺，肺将经脉中气血输送至皮毛，皮毛中的精气与经脉中的气血相

合，仍还流于脉。经脉中的精气正常运行而不紊乱，流行输布于心肝脾肾，气血在循环运行过程中得到调节平衡，其平衡变化在手太阴肺经的气口处表现出来，可诊断疾病和预后。

【要点解析】

本节讨论了谷食的转输过程。文中指出谷食入胃后，其所化生的一部分精微物质输散到肝，营养全身筋膜；另一部分浓稠的精微物质，注入于心，流注于经脉，经脉气血在肺的作用下输送到全身血脉和皮毛，汇聚于经脉的气血流注于心、肝、脾、肾四脏。在精气输布过程中，气血要保持平衡协调状态。文中突出了经脉在精气输布过程中的作用和肝、脾、肺的重要作用，尤其肺朝百脉的理论，更突出了肺在水谷精微输布中的重要作用。

水谷精微的生成与输布是在五脏六腑的综合作用下进行的，并可通过经脉而反映于寸口，所以诊察寸口脉象的变化能测知人体各脏腑的生理与病理（图3-1）。

第五节　津液的生成与输布

【原文阅读】

饮入于胃，游溢精气，上输于脾，脾气散精，上归于肺，通调水道，下输膀胱，水精四布，五经并行。合于四时、五脏阴阳，揆度以为常也。（《素问·经脉别论篇第二十一》）

【原文大意】

水饮进入于胃，胃中精气溢满，转输于

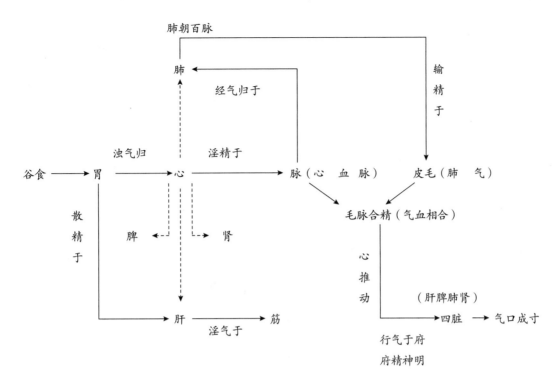

图 3-1 谷食精气输布过程示意图

脾，脾气运化水谷，升散精气，上送至肺。通过肺气的宣发肃降作用，将多余的水液宣通调节而下输膀胱；水谷精气输布到全身，并灌注于五脏经脉中，与脉中气血并行。这种水液代谢过程需顺应于四时寒暑、五脏阴阳的变化，揣测出其变化规律，这就是经脉的正常生理功能。

【要点解析】

本节讨论了水饮的转输过程。水饮入于胃，汲取精微，精气浮游盈溢，上输于脾，再由脾的运化，将精气输布到肺，经肺的宣发肃降，以三焦为通道，布达全身，其清者输布于全身脏腑、四肢百骸、肌肉皮毛；其浊者下达膀胱，如此将水精布散全身，流于五脏六腑。在水液代谢过程中，肺之宣降、脾之运化转输、肾之气化作用是关键。同时，水液代谢还要与四时阴阳变化及五脏功能特性相适应。津液的生成与输布过程是全身脏腑功能正常并与四季寒暑变化关系协调的结果（图 3-2）。

第六节 脾与胃在生理和病理方面的联系与区别

【原文阅读】

阳者天气也，主外；阴者地气也，主内。故阳道实，阴道虚。故犯贼风虚邪者，阳受之；食饮不节，起居不时者，阴受之。阳受之则入六腑，阴受之则入五脏。入六腑则身热，不时卧，上为喘呼；入五脏则䐜满闭塞，下为飧泄，久为肠澼。故喉主天气，

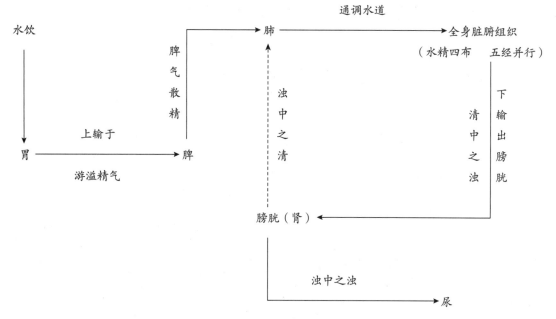

图 3-2 水饮代谢过程示意图

咽主地气。故阳受风气，阴受湿气。故阴气从足上行至头，而下行循臂至指端；阳气从手上行至头，而下行至足。故曰：阳病者上行极而下，阴病者下行极而上。故伤于风者，上先受之；伤于湿者，下先受之。（《素问·太阴阳明论篇第二十九》）

【原文大意】

阳是天气，主持于外；阴是地气，主持于内。所以属于阳的六腑，多病外感而为实证；属于阴的五脏，多病内伤而为虚证。因此，外感虚邪贼风，由阳感受；内伤饮食不节，起居失常，由阴感受。阳受邪则传入六腑，阴受邪则传入五脏。邪入六腑可见发热，不能睡眠，上部出现喘促有声。邪入五脏可见胸腹胀满闭塞，下部出现泄泻，日久变为痢疾。因为喉司呼吸，主清阳之气入肺；咽主纳谷，主水谷之气入胃。阳分易受

风邪，阴分易受湿邪。阴经之气从足上行到头部，再向下沿臂行到手指末端；阳经之气从手上行到头部，再向下行到足部。所以说：阳经病在上，久则随气下行；阴经病在下，久则随气上逆。因此，伤于风邪，腰以上部位最先感受到；伤于湿邪，腰以下部位最先感受到。

【要点解析】

脾胃同居中焦，以膜相连，构成脏与腑、里与表、阴与阳互相配合的密切关系，生理上既分工又合作，共同完成水谷的受纳、腐熟和运化、吸收；病理上又形成一虚一实的病机特点。本节以脾胃生理病理为例阐发了"属于阳的六腑，多病外感而为实证；属于阴的五脏，多病内伤而为虚证"的道理，并为这一重要观点的临证运用作出示范（表 3-3）。

表 3-3 脾胃病证区别表

脏腑经脉	阴阳属性	虚实属性	病因	症状	经脉循行	传变趋势
足阳明胃	阳	实证	外感虚邪贼风，风邪	发热，不能睡眠，上部出现喘促有声	从手上行到头部，再向下行到足部	病在上，久则随气下行
足太阴脾	阴	虚证	内伤饮食不节，起居失常，湿邪	胸腹胀满闭塞，下部出现泄泻，日久变为痢疾	从足上行到头部，再向下沿臂行到手指末端	病在下，久则随气上逆

第七节　脾病而四肢不用的道理

【原文阅读】

帝曰：脾病而四肢不用何也？岐伯曰：四肢皆禀气于胃，而不得至经，必因于脾乃得禀也。今脾病不能为胃行其津液，四肢不得禀水谷气，气日以衰，脉道不利，筋骨肌肉，皆无气以生，故不用焉。

帝曰：脾与胃以膜相连耳，而能为之行其津液何也？岐伯曰：足太阴者三阴也，其脉贯胃，属脾，络嗌，故太阴为之行气于三阴。阳明者表也，五脏六腑之海也，亦为之行气于三阳。脏腑各因其经而受气于阳明，故为胃行其津液。（《素问·太阴阳明论篇第二十九》）

【原文大意】

黄帝问道：脾病引起四肢不能随意运动，这是为什么呢？岐伯回答说：四肢要依赖胃气的营养，但胃气不能直接到达，必须经过脾的运化，才能输布到四肢而得以禀受。现在脾病不能为胃运行水谷精气，四肢得不到水谷精气的营养，精气日渐衰退，经脉也不通利，筋骨肌肉得不到水谷精气的滋养，所以不能随意运动。

黄帝问道：脾与胃之间仅以膜相连，脾却能为胃运输水谷精气，这是为什么呢？岐伯回答说：足太阴脾是三阴经脉之一，其经脉贯通于胃，隶属于脾，联络于咽，所以脾为胃行气于手足三阴经脉。足阳明胃经，是脾经之表，是五脏六腑气血来源之处，所以也是由脾为胃行气于手足三阳经。各个脏腑通过经脉接受阳明之气，所以脾是为胃运输水谷精气的。

【要点解析】

本节阐述了脾的功能及脾病而引起四肢不能随意运动的观点。文中首先指出脾胃关系密切，主要涉及结构、经脉和功能三个方面：结构上脾与胃以膜相连；经脉上互为表里，相互络属；功能上胃主受纳，脾主运化，两者协同互用。由于上述关系，故脾能将胃之水谷精微运达全身脏腑组织，四肢百骸（表 3-4）。

由于脾与胃关系密切，所以在病理上也相互影响。原文阐述了脾病引起四肢不能随意运动的道理。脾病，指脾的运化功能失常，不能将通过胃腐熟消化而产生的水谷精气转输至四肢，以致四肢失于充养，日久痿而不用。临床上可运用健运脾胃的方法治疗四肢痿废不用的病证。本节"脾病而四肢不用"的观点,是后世脾主四肢的理论依据。

表 3-4 脾胃之间生理关系表

	结构方面	经脉方面	功能方面
脾	以膜相连	足太阴脾是三阴经脉之一,其经脉贯通于胃,隶属于脾,联络于咽,所以脾为胃行气于手足三阴经脉	为胃运输水谷精气,将胃中的水谷精气传输到四肢
胃		足阳明胃经是脾经之表,是五脏六腑气血来源之处,所以也是由脾为胃行气于手足三阳经	受纳水谷精微,为脾的运输提供物质基础

小结

1. 以生动的比喻概述了十二脏腑的功能,并提出了心为主宰的理论,为藏象学说的形成奠定了理论基础。"十二官相使"的理论,体现了中医整体观念,用以指导临床,提示医生诊治疾病要将局部病变与整体联系起来加以考虑,方能无误。

2. 以五脏为中心,联系五体、五华,以及自然环境等组成五大功能结构系统,体现了"四时五脏阴阳"整体观。

3. 从功能特点出发,将脏腑分为五脏、传化之腑和奇恒之腑。五脏藏精气而不泻水谷,六腑传化水谷而不藏精气的理论对临床有重要意义,它提示病理状态下"脏病多虚,腑病多实",告诫医生当脏病之时应注意保藏其精气,慎用泻法;腑病之时应注意保持腑气通畅,慎用补法。六腑"受五脏浊气"的理论,不仅指出五脏不只是藏精气,而且还有泻浊气的一面,说明脏与腑生理上密切相关,提示脏实可泻腑。"魄门亦为五脏使"指出肛门不仅与六腑关系密切,生理上与五脏也密不可分,排便异常往往反映了五脏病变。

4. 对谷食和水液代谢的论述,说明人体是一个统一的整体。"合于四时五脏阴阳,揆度以为常"不仅指出水液代谢与人体内外环境变化密切联系相关,而且是"四时五脏阴阳"整体观的理论依据。

5. 通过脾与胃生理病理上的相互关系对脏病和腑病的特点进行了具体化的描述,成为后世脏腑辨证的基础,也强化了脾胃在人体脏腑中所处的重要地位。

思考题

1. 试用你所熟悉的现代官职比喻十二脏腑的主要生理功能。

2. 请结合《素问·六节藏象论》,观察你周围朋友的皮肤、毛发、指甲等外华是怎样的?

3. 为什么《素问·五脏别论》只论述了六腑中5个,而没有把胆归属于六腑的范畴?

4. 胃肠道疾病如何治疗更有效?排便与脏腑的关系如何?

5. 饮食物在体内是如何转化为气血的?

6. 水饮代谢与谷食代谢有何区别?

7. 脾病与胃病辨析要点是什么?肌肉病变的治疗思路是什么?

8.《素问·经脉别论》分别论述了谷食和水液代谢的过程,其中均提到了肺的作用,有何区别?

(李奕祺 王玉兴)

第四章

精 气 神

精、气、血、津液，是构成人体和维持人体生命活动的基本物质，人类的生命活动不仅体现为形体器官的生理功能，更体现为丰富、复杂的意识、情感、思维等精神活动。上述生命物质和功能中，精气神是人体生命活动的三大基本要素，被后世称之为"人身三宝"。

本章选取《灵枢经》的《本神》《营卫生会》《决气》等篇有关精气神理论的精萃部分。

第一节 神的重要性和神的产生及思维过程

【原文阅读】

黄帝问于岐伯曰：凡刺之法，先必本于神。血脉营气精神，此五脏之所藏也。至其淫泆离脏则精失，魂魄飞扬，志意恍乱，智虑去身者，何因而然乎？天之罪与？人之过乎？何谓德气①生精神魂魄心意志思智虑？请问其故。岐伯答曰：天之在我者德也，地之在我者气也，德流气薄而生者也。故生之来谓之精，两精相搏谓之神；随神往来者谓之魂，并精而出入者谓之魄。所以任物者谓之心，心有所忆谓之意，意之所存谓之志，因志而存变谓之思，因思而远慕谓之虑，因

虑而处物谓之智。故智者之养生也，必顺四时而适寒暑，和喜怒而安居处，节阴阳而调刚柔。如是则僻邪不至，长生久视。(《灵枢·本神第八》)

【词语注释】

①德气：指天德与地气。天德是指空气、阳光、雨露等来自于天空的恩惠；地气是指水、动植物、矿物等来自于大地的物质。

【原文大意】

黄帝问岐伯说：大凡针刺治疗的法则，首先必须根据患者的神气。血、脉、营、气、精、神，这些都贮藏于五脏。若情志放恣过用，五脏精气不能守藏而散失。这时魂魄飞荡飘扬，志意恍惚迷乱，失去了智慧和思考的能力。这是什么原因造成的呢？是自然的病态，还是人为的过失呢？什么叫德气？能够产生精、神、魂、魄、心、意、志、思、智、虑？希望听到这其中的道理。岐伯回答说：苍天赋予我们自然的特性，大地赋予我们赖以生存的物质。天德下流，地气上交，阴阳相错，升降互因，始有生命的产生。所以孕育生命的最初物质叫作精，父母精气相交产生新的生命活动。随神气往来

的精神活动叫作魂，依附于精气出入的本能反应叫作魄。担当认识和处理事物之职的是心；心感知事物后，根据记忆萌发的未成定见的意念活动，叫作意；在保存意念的基础上，对事物产生了较为明晰的概念，叫作志；对已形成的概念进行反复地推敲、琢磨，随时进行调整和改变的过程，叫作思；通过反复思考，对事物进行由近及远，由浅入深的分析，并加以推理、预测，称之为虑；经全面分析综合，对事物作出正确的判断和处理，叫作智。所以明智的人进行养生，必定顺应四季的时令，适应寒暑的不同变化，调和情志，安定起居，调节阴阳刚柔。这样，病邪就不来侵扰，而能长寿。

【要点解析】

关于神的重要性。针刺治疗的时候，必须以患者的神气为根本。患者神气的盛衰反映了脏腑精气功能状态的强弱，是医生诊疗疾病的重要依据。调养精神对于指导养生防病也有重要意义，智者养生保健，既要顺应天地四时以避邪气，又要在内调和情志，防止七情过激。

关于神的产生。人类的生命源于天地阴阳之气的相互作用。具体到每一个生命个体，父母的生殖之精相结合，产生的生命活动，即为神。分而言之，神又有魂、魄之分（图4-1）。

关于思维的过程。心具有接受外界刺激、产生思维过程的作用。思维有意、志、思、虑、智的不同阶段，反映了人从认识事物到正确处理事物的从感性到理性、由低级到高级的认知思维过程（图4-2）。

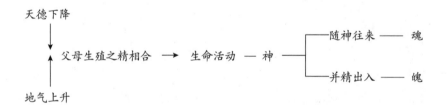

图4-1　天德地气化生人之神魂魄示意图

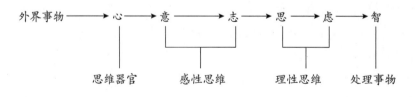

图4-2　思维过程示意图

第二节 营卫的生成和运行及交会

【原文阅读】

人受气于谷，谷入于胃，以传与肺，五脏六腑，皆以受气，其清者为营，浊者为卫，营在脉中，卫在脉外，营周不休，五十而复大会，阴阳相贯，如环无端。卫气行于阴二十五度，行于阳二十五度，分为昼夜，故气至阳而起，至阴而止。故日日中而阳陇为重阳，夜半而阴陇为重阴，故太阴主内，太阳主外，各行二十五度，分为昼夜。夜半为阴陇，夜半后而为阴衰，平旦阴尽而阳受气矣。日中为阳陇，日西而阳衰，日入阳尽而阴受气矣。夜半而大会，万民皆卧，命日合阴①，平旦阴尽而阳受气，如是无已，与天地同纪。（《灵枢·营卫生会第十八》）

【词语注释】

①合阴：指营气和卫气在夜半阴气隆盛之时的会合。

【原文大意】

人的精气禀受于水谷，水谷入胃，经消化吸收，其精微传注到肺，布散到五脏六腑，其中清的叫营，浊的叫卫，营气行于脉中，卫气行于脉外，二气营运周流不息，一昼夜循行五十周次而会合一次，它们按照十二经脉阴阳表里承接顺序依次循行，终而复始，如环无端。卫气夜行于阴二十五周次，昼行于阳二十五周次，划分为昼夜，卫气行至阳则人起，行至阴则人卧。所以说，日中阳气最盛，为阳中之阳，故为重阳。夜半阴气最盛，为阴中之阴，故为重阴。营气的循行，起始于手太阴经复会于手太阴经，故太阴主内；卫气的循行，起始于足太阳经复会于足太阳经，故太阳主外。营卫之气各循行二十五周次，划分为昼夜。夜半阴气最为隆盛，夜半后阴气渐衰，待到黎明时阴气衰尽，而阳气渐盛。日中阳气最为隆盛，夕阳西下时阳气渐衰，黄昏时阳气已衰尽，而阴气渐盛。夜半营气、卫气都在阴分，人们入睡时，营卫在半夜会合，称为合阴。次日黎明，阴气由盛转衰，阳气又逐渐转盛，这样昼夜循环，与天地运转遵循着同一规律。

【要点解析】

营卫二气皆由水谷精微化生而来，水谷精气中柔和的部分即清者是营气，刚悍的部分即浊者是卫气（图4-3）。

营气性质柔和，行于脉道之中（图4-4）。

卫气主流并脉而行，其散行部分达分肉、腠理、胸腹。营、卫各行五十周次后在夜半子时大会于手太阴肺经（图4-5）。

水谷 ⟶ 胃 —脾→ 精微 ⟶ 肺 ⟶ 五脏六腑 ┬ 性质清柔 — 营气
　　　　　　　　　　　　　　　　　　　　　　└ 性质浊悍 — 卫气

图4-3 营卫之气生成过程示意图

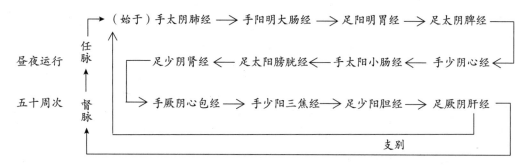

图 4-4 营气运行示意图

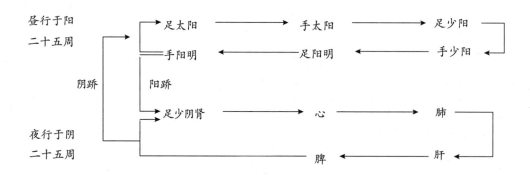

图 4-5 卫气运行示意图

第三节 睡眠与营卫二气的关系

【原文阅读】

黄帝曰：老人之不夜瞑者，何气使然？少壮之人，不昼瞑者，何气使然？岐伯答曰：壮者之气血盛，其肌肉滑，气道通，营卫之行不失其常，故昼精而夜瞑。老者之气血衰，其肌肉枯，气道涩，五脏之气相搏，其营气衰少而卫气内伐，故昼不精，夜不瞑。（《灵枢·营卫生会第十八》）

【原文大意】

黄帝问道：老年人夜间不能熟睡，是什么原因造成的？少年和壮年人白昼精力充沛夜晚熟睡难醒，是什么原因造成的？岐伯回答说：壮年人气血旺盛，肌肉滑利，气道通畅，营卫之气运行正常，所以白天精神饱满，夜间熟睡难醒。老年人气血虚衰，肌肉不荣，气道不畅，五脏之气不相协调，营气衰少，卫气内扰，营卫失调，所以白天精神不够饱满，夜晚不能熟睡。

【要点解析】

本节原文通过描述老年人与少壮之人睡眠特点的不同，阐明了睡眠与营卫二气的关系。卫气行至阳分体表，阳主动，则人起而活动；行至阴分体内，阴主静，则人卧而入睡。少壮之人与老年人睡眠特点的不同，原因在于营卫气血的盛衰及运行正常与否。根据营卫睡眠理论，卫气不能入于阴分，导致阳分之气盛、阴分之气虚是失眠的重要机理。由此推之，凡外感、内伤等因素，一旦扰乱了营卫的正常运行，均有可能导致失眠或嗜睡等证（表4-1）。

表4-1　少壮之人与老年人睡眠特点区别表

人群	睡眠情况	身体状态	营卫运行
少壮人	白昼精力充沛，夜晚熟睡难醒	气血旺盛，肌肉滑利，气道通畅	营卫之气运行正常
老年人	白天精神不够饱满，夜晚不能熟睡	气血虚衰，肌肉不荣，气道不畅	营气衰少，卫气内扰，营卫失调

第四节　精气津液血脉的概念

【原文阅读】

黄帝曰：余闻人有精、气、津、液、血、脉，余意以为一气耳，今乃辨为六名，余不知其所以然。岐伯曰：两神相搏，合而成形，常先身生，是谓精。何谓气？岐伯曰：上焦开发，宣五谷味，熏肤、充身、泽毛，若雾露之溉，是谓气。何谓津？岐伯曰：腠理发泄，汗出溱溱，是谓津。何谓液？岐伯曰：谷入气满，淖泽注于骨，骨属屈伸，泄泽补益脑髓，皮肤润泽，是谓液。何谓血？岐伯曰：中焦受气取汁，变化而赤，是谓血。何谓脉？岐伯曰：壅遏营气，令无所避，是谓脉。（《灵枢·决气第三十》）

【原文大意】

黄帝问道：我听说人身有精、气、津、液、血、脉，我本来认为它们同属一气，现在却分为六种名称，我不知道为什么要这样分。岐伯回答说：父母生殖之精相结合，形成的新生命原始物质，称为精。黄帝又问：什么叫作气呢？岐伯回答说：从上焦开发，发散五谷的精微之气，具有温煦皮肤，充实形体，润泽毛发的作用，像雾露滋润草木一样灌溉全身，这种物质叫作气。黄帝又问：什么叫作津呢？岐伯回答说：通过腠理发泄宣散，化为汗液的清稀液体称为津。黄帝又问：什么叫作液呢？岐伯回答说：谷物入胃，气就充满全身，湿润的汁液渗到骨髓，使骨骼关节屈伸正常。进一步渗灌于内外，在内补益脑髓，在外润泽皮肤，这种物质叫作液。黄帝又问：什么叫作血呢？岐伯回答说：中焦脾胃纳受了食物，吸收汁液的精微，经过变化而成红色的液体，叫作血。黄帝又问：什么叫作脉呢？岐伯回答说：那种控制、约束营气，使它无所逃避，按一定方向和路径运行的通道，叫作脉。

【要点解析】

本节分别对精、气、津、液、血、脉的概念进行了阐述（表4-2）。六气源于先天，又赖后天水谷精微不断充养。因其性质、分布不同，故作用、名称也不相同。本节明确指出六气化源于一气。六气同源，在健康状态下相互资生、相互为用，在疾病过程中互相影响，如精与气、精与血、气与血、血与脉、血与津液等。六气有别，但皆化源于水谷精微，所以，临证治疗六气不足的病变，补益脾胃资其化源尤为重要。

表4-2　六气的概念及生理归纳表

六气	概念	生理
精	父母生殖之精相结合，形成的新生命原始物质	构成生命并逐步发育成新的形体
气	上焦开发，发散五谷的精微之气	温养皮毛肌肉，充养全身
津	通过腠理发泄宣散，化为汗液的清稀液体	布散周身，滋润组织，补充血液，可转化为汗
液	能渗灌骨孔、关节，进而补益脑髓的稠厚液体	补充骨髓、脑髓，润滑关节
血	中焦脾胃纳受了食物，吸收汁液的精微，经过变化而成红色的液体	营养周身
脉	那种控制、约束营气，使它无所回避，按一定方向、路径运行的通道	约束营血，使其运行于通道而不外溢

第五节　六气脱失的病理变化及六气与脏腑的关系

【原文阅读】

黄帝曰：六气者，有余不足，气之多少，脑髓之虚实，血脉之清浊，何以知之？岐伯曰：精脱者，耳聋；气脱者，目不明；津脱者，腠理开，汗大泄；液脱者，骨属屈伸不利，色夭，脑髓消，胫酸，耳数鸣；血脱者，色白，夭然不泽，其脉空虚，此其候也。黄帝曰：六气者，贵贱何如？岐伯曰：六气者，各有部主也，其贵贱善恶，可为常主，然五谷与胃为大海也。（《灵枢·决气第三十》）

【原文大意】

黄帝问道：六气在人体之中，既有有余，也有不足的，关于精气的多少，津液的虚实，血脉的清浊，怎样才能够知道呢？岐伯回答说：肾精不足的人，常会出现耳鸣、耳聋之症；气虚的人，常会感到视物不清楚；津虚的人，是由于腠理大开，大量出汗所致；液虚的人，常会感到骨节屈伸不很便利，看上去脸色没有光华，脑髓不充实而健忘，小腿部位发酸，经常耳鸣；血虚的人，面色苍白，发暗不光润；脉虚的人，脉是空虚的。以上就是观察六气多少、虚实清浊的方法。黄帝又问道：六气的主要和次要是怎样的呢？岐伯回答说：六气各由不同的脏腑所主以及主次关系，一般而言，可以保持不变，但六气都是以五谷作为资生的源泉。

【要点解析】

本节说明了六气在大量耗散的情况下所产生的主证。这为临床以证测因，审因施治提供了依据。例如临床时面色苍白无华者，即可知为血虚所致，治宜补血、生血，用药如当归、白芍、熟地等。此外，一气分而为六，六气合而为一，其间关系至为密切，所以在病变中也必然会相互影响，故临床大汗伤津者，亦有营血亏虚；突然大失血者，亦可出现气脱津伤。在治疗时要注意到津液与气血之间的相互影响（表4-3）。

表4-3 六气功能与脱失病变归纳表

六气	来源	功能	脱失病变	与脏腑关系	
				各有部主	
精	父母	形成胚胎，产生新生命	耳聋、耳鸣	由肾所主	
气（卫气）	水谷精微	经上焦宣发，充养身体、肌肤、皮毛	视物不清	由肺所主	水谷与胃为化生之源
津		滋润肌肤，化为汗液	汗液大泄	由脾所主	
液		充盈骨腔，补益脑髓，润滑关节	关节屈伸不利，面色暗淡，脑髓空虚，足胫酸痛，耳鸣	由脾所主	
血		脾胃将营气与津液上输心肺，变化而赤，营养周身	面色苍白无华	由肝所主	
脉（脉气）		约束血液在脉内运行	脉搏空虚	由心所主	

再有"六气各由不同的脏腑所主"和"六气都是以五谷作为资生的源泉"的观点，颇有辩证法思想，虽说六气可合而为一，但又指出六气与五脏各有所属，如精属于肾，气属于肺，津液属于脾，血属于肝，脉属于心等；然而六气的生成，都以胃水谷之海为化源，这就提示医者在治疗时，既应看到六气为病相互影响的一面，又要看到六气之与五脏各有其侧重的一面。另外，"六气都是以五谷作为资生的源泉"的观点，又为后世医家治疗六气亏损从补益脾胃着手提供了理论依据。

小结

1. 论述了精神魂魄心意志思智虑的概念及人的认知思维过程，提出"凡刺之法，先必本于神"的观点。

2. 阐述了营卫二气的生成、循行以及交会规律，指出睡眠与营卫关系密切。

3. 阐述了精、气、津、液、血、脉的概念、生成、分布、作用、病理变化及其与脏腑的关系。

思考题

1.《灵枢·本神》所述人的思维过程与现代心理学的认识有何异同？

2. 医生掌握患者精神状态对于指导其养生和治疗疾病有什么意义？

3. 营卫二气是如何生成、运行与交会的？

4. 人体睡眠节律与营卫二气的关系是怎样的？为什么老年人和少壮之人有不同的睡眠特点？

5. 如果患者出现了精、气、津、液、

血、脉脱失等危象，你能尝试用《内经》原理给予解释吗？

6. 有人说经常按摩足心可以助眠，这种说法你认同吗？有什么理论依据？

7. 根据《灵枢·营卫生会》，失眠是因营卫之气的不足和运行失常所致。那么对于嗜睡病证，营卫之气又是发生了怎样的病理变化呢？

8. 结合《灵枢·决气》有关液的论述，谈谈如何预防退行性骨关节病、脑萎缩等疾病？

（谷峰）

第五章

病因病机

病因病机是《内经》理论体系的重要组成部分。《内经》的病因学说，是在整体观念的指导下，以阴阳五行、藏象、经络等学说作为理论基础。它认为人体患病的原因是多方面的，有感受外邪、情志失调、饮食失节、起居失常、劳逸失度、跌仆损伤等。由于致病因素不同，其致病特点也有不同，出现的临床表现也不同。

《内经》首先提出"病机"概念，特别强调人体正气在发病中的作用。同时，还从人体是一个以脏腑为核心的统一整体，和人体生命活动必须不断与外界自然环境相协调这两个观点出发，在分析病机时，既强调五脏六腑在病变过程中的重要地位，又重视时令更替，气候变化等自然因素与病变过程的密切关系。

本章选择了有关病因病机，最具代表性和临床价值的原文，包括《灵枢经》的《百病始生》和《素问》的《生气通天论》《举痛论》《至真要大论》等篇中的部分内容。

第一节　疾病的病因及发病机理

【原文阅读】

三部之气①各不同，或起于阴，或起于阳，请言其方。喜怒不节则伤脏，脏伤则病起于阴也。清湿袭虚，则病起于下；风雨袭虚，则病起于上，是谓三部。至于其淫泆，不可胜数。

风雨寒热不得虚，邪不能独伤人。卒然逢疾风暴雨而不病者，盖无虚，故邪不能独伤人。此必因虚邪之风，与其身形，两虚相得，乃客其形。两实相逢，众人肉坚，其中于虚邪也，因于天时，与其身形，参以虚实，大病乃成，气有定舍，因处为名，上下中外，分为三员。(《灵枢·百病始生第六十六》)

【词语注释】

①三部之气：伤于肌表上部的风雨，伤于肌表下部的寒湿，伤于五脏的喜怒之邪气。

【原文大意】

三部之气是三种不同性质的邪气，有的侵犯人体内脏，有的侵犯人体体表。凡喜怒不节等情志致病会伤及内脏，内脏属阴，所以伤及内脏则病发于阴；寒湿之邪容易乘虚侵袭人体的下部，所以病发于下；风雨之邪容易乘虚侵袭人体的上部，所以病发于上。这是根据邪气的致病特点而分的三个主要部位。至于邪气侵袭人体而引起的各种变化，就更加复杂而难以计数了。

若人体正气充足，风寒湿之邪不会使人体生病。有些人突然遭遇狂风暴雨但却没有生病，是因为他们的正气旺盛，所以邪气不能单独伤害人体。人体一定是由于正气亏虚，又感受了贼风邪气的侵袭，两种因素相结合，才会产生疾病。如果四时气候正常，身体强健，正气充足，就不会产生疾病。疾病的发生，取决于四时气候是否正常，以及身体是否强壮，即人体正气不足而邪气盛。不同性质的邪气侵袭人体有一定部位，根据不同的发病部位可以确定病名。人体从纵向可划分为上、中、下三部；从横向层次可划分为表、里和半表半里三部。

【要点解析】

1. 病因分类与发病部位的关系

（1）百病皆生于风雨寒暑、清湿喜怒 本节原文将病因分为天之风雨寒热、地之寒湿以及人之喜怒情绪等。在原文最后还补充了饮食和劳倦等病因。

（2）三部之气，所伤异类 由于各种病因来源及性质不同，伤害人体的部位也就有差异，风雨多伤及上部，寒湿多伤及下部，而情志不节则多伤及内脏，说明发病初期病邪作用性质与病变部位有密切的关系。如临床风邪伤人大多始于头面，见头痛、鼻塞等症状；久居阴冷潮湿之地，多见腰酸骨痹等下部病变；而喜怒不节则见两胁胀痛，泛酸呕吐等，为肝气郁结，横逆犯胃，直接影响脏腑功能所致。

根据发病部位的内外差别，经文提出了"病起于阴"和"病起于阳"的"三部之气"分类法。喜怒七情内伤五脏，则病起于阴

（中）；外感风雨寒湿，则病起于体表都是病从外入，则病生于阳。这种分类法开创了病因学按外感、内伤而分类的先河（图5-1）。

2. 外感病的发病机理

（1）外邪不遇正虚不发病 风雨寒热等一般性致病因素，在正气不虚，抗病力强时，不会致病，所以说邪气不能单独侵犯人体。

（2）"两虚相得，乃客其形" 发病必须有虚邪贼风侵袭的外部条件，还要有正气亏虚的内部原因，两者相合，外感疾病才会发生。

（3）"两实相逢，众人肉坚" 外有正常气候环境，内部正气旺盛，内外环境都不存在发病的条件，自然不会有外感病证发生。

因此，"两虚相得，乃客其形"是本节的关键，客观地阐明了外感病的发病原理，是中医发病学的重要观点。在两虚之中，邪气是疾病发生必备的条件，但正气不足才是疾病发生的关键，外感病的发生，取决于邪正双方力量的对比。这种重视内因的观点对于分析病机，早期治疗、整体治疗的临床实践，预防疾病及养生等都有重要的指导作用（图5-2）。

第二节　积证的病因病机

【原文阅读】

厥气生足悗，悗生胫寒，胫寒则血脉凝涩，血脉凝涩则寒气上入于肠胃，入于肠胃则䐜胀，䐜胀则肠外之汁沫迫聚不得散，日以成积。卒然多食饮，则肠满，起居不节，用力过度，则络脉伤。阳络伤则血外溢，血外溢则衄血。阴络伤则血内溢，血内溢则后

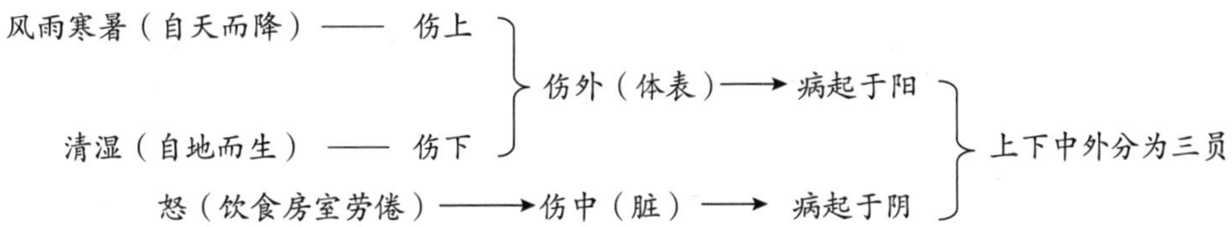

风雨寒暑（自天而降）——伤上
清湿（自地而生）——伤下 ⎫⎬ 伤外（体表）——病起于阳 ⎫⎬ 上下中外分为三员
怒（饮食房室劳倦）——伤中（脏）——病起于阴

图 5-1　"三部之气"病因分类法

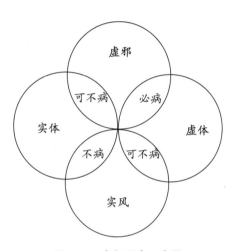

图 5-2　病与不病示意图

血。肠胃之络伤则血溢于肠外，肠外有寒，汁沫与血相抟，则并合凝聚不得散，而积成矣。卒然外中于寒，若内伤于忧怒，则气上逆，气上逆则六俞不通，温气不行，凝血蕴里而不散，津液涩渗，著而不去，而积皆成矣。（《灵枢·百病始生第六十六》）

【原文大意】

感受寒冷邪气之后会先使足部酸软、活动不利，进一步发展导致小腿寒冷，腿寒则血脉凝涩，血脉凝涩使寒邪进而上犯肠胃，导致腹部胀满；腹胀则使肠胃之外的水湿凝聚不能消散，日久便形成积证。又有因突然暴饮暴食，使肠内水谷过于充满，再加之起居无常，劳累过度，损伤血络。凡在上在表

的阳络损伤，血液就会外溢，导致衄血；在下在内的阴络损伤，血液就会内溢，导致便血。如果肠胃的络脉损伤，血液溢出于肠外，加上寒邪上逆，肠外有寒气，那么肠外的津液就会与外溢的血液相互凝结而不消散，形成积证。如果突然外感寒邪，内有忧郁气怒所伤，气机上逆，六经腧穴气血运行不畅，阳气不能正常运行，血液凝结不散，津液涩滞不布，留著而不能消散，也会形成积证。

【要点解析】

积是发生在体腔内的病理性包块。本节论述积的始生，由于寒邪久留不去，寒气上逆，导致经络阻滞及胃肠功能紊乱，使胃肠

壅滞，气滞血凝痰湿停留，日久成积。也有起居不节，用力过度导致络脉损伤出血，血液渗溢，与肠外因寒而滞留的津液聚合凝结，形成积块；还有复感外邪或七情内伤等，使内脏气机逆乱，六经不通，阳气不行，营血、津液运行障碍，结聚日久而成积。尽管病因复杂，病机不外乎寒凝、气滞、血瘀、津停。临床可以根据这种思路可以指导积聚的中医治疗，如在辨证论治的基础上，对气滞血瘀的积聚用理气活血散结法；痰浊凝结者，可在理气活血的基础上，再合用化痰散结法；肿块坚硬，加用软坚散结法。从本节关于邪气留滞体内，形成积的过程和机理的论述，也可以认识到，除寒邪伤于下这个主因以外，积还是外感和内伤等多种因素导致机体功能及抗病能力减弱，在错综复杂的病变过程中逐渐形成和发展起来的。提示在认识这类占位性病变的病因和机理时，必须综合各种因素，全面考虑，不能用局部的、静止的观点来分析（图5-3）。

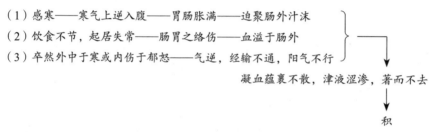

图 5-3　积证形成的病因病机

第三节　五脏的常见致病因素

【原文阅读】

忧思伤心，重寒伤肺，忿怒伤肝，醉以入房，汗出当风伤脾，用力过度，若入房汗出浴，则伤肾。（《灵枢·百病始生第六十六》）

【原文大意】

忧愁思虑过度则伤心；形体反复感受寒邪，再加上饮食生冷，两寒相合则伤肺；忿恨恼怒过度则伤肝；酒醉后行房事，汗出之后又当风受邪则伤脾；用力劳累太过，或房事后汗出洗浴则伤肾。

【要点解析】

本节是对前面"三部之气，所伤异类"中"脏伤则病起于阴"的补充说明，提示了七情不节、寒邪为患、劳倦过度（房劳）、寒饮食等因素均可造成五脏病变。根据原文举例，有以下两点启示：一是五脏病的致病原因各有其特点。如心肝之病多伤于精神情感失调，肺病多伤于寒邪，脾病多伤于饮食不节，肾病多伤于劳倦、房室，这些为后世的脏腑辨证提供了依据。二是脏病常由内外合邪所致。这个观点对临床认识咳喘病证，尤其是小儿支气管哮喘，老人慢性支气管炎等有重要的临床指导价值。此类患者大多素有痰湿寒饮内伏，如果外有寒邪侵袭，或饮食过于寒凉，导致内外合邪，喘咳易反复发作。临床对这类病证的治疗，发作时的治疗以祛除外寒，温化内饮为主；缓解时则以补益脾肾之气为重。此外，嘱咐患者不得过食生冷肥甘之物，以免内寒痰湿更甚，夙根难除。

第四节　人体阳气的重要性及阳气失常感受四时之邪的病变

【原文阅读】

阳气者，若天与日，失其所则折寿而不彰。故天运当以日光明。是故阳因而上，卫外者也。因于寒，欲如运枢，起居如惊，神气乃浮。因于暑，汗，烦则喘喝，静则多言，体若燔炭，汗出而散。因于湿，首如裹，湿热不攘，大筋緛短，小筋弛长。緛短为拘，弛长为痿。因于气，为肿，四维相代，阳气乃竭。(《素问·生气通天论篇第三》)

【原文大意】

人体的阳气就像天空中的太阳一样重要，如果失去其应有的作用，生命力就会衰弱，寿命就会有所减损。天体的正常运行依靠太阳的光辉，人体生命活动正常则依赖于阳气旺盛，运行通畅。人体的阳气像太阳一样向上、向外，起着护卫机体，抗御外邪的作用。

人体的阳气尤如转动的门轴，主司腠理

开阖。如果经常起居作息无常，则易扰动阳气并使之浮越耗散，则发生疾病。若感受寒邪，可出现全身发热犹如焚烧的炭火，如能汗出则热随汗解。若感受暑邪，可见汗出，烦躁，气息喘促，喝喝有声；若暑热伤阴则神昏嗜卧，郑声多言。若感受湿邪，可见头沉如束布帛，如果病久湿郁化热，湿热夹杂不除，大筋、小筋或缩短发生拘挛之疾，或松弛发为痿弱之证。若感受风邪，可发为风疹之肿。如果上述寒、暑、湿、风四种邪气维系不离，交替更代伤人，最终导致阳气衰竭。

【要点解析】

本节以取类比象的方法，以天空中的太阳比喻人体阳气，论述了人体阳气的重要性。自然界依靠太阳的光明照耀，天体才能有规律地运行，万物化生，生生不息；而人的生命活动则依赖于阳气的温煦、护卫，脏腑功能正常，生机勃勃。人体阳气出入有序，开阖有常，生命活动正常。阳气若失去其应居之所，运行失常，生命力就会衰弱，抗病力下降，各种邪气就会侵袭人体，发生诸多疾病，甚至减少寿命。这些认识为后世重视阳气创立的温补学派提供了理论依据。人体阳气如果频繁被扰动，浮散而不得固守，失去其温煦、卫外之用，则会发生各种疾患（表5-1）。

关于伤暑的临床分析。暑邪熏蒸，汗出，烦躁，喝喝而喘是为常见之实证。而"静则多言"则是暑热汗出，气泄津伤，故神情倦怠，嗜卧，多言郑声，是气阴两伤之虚证。实证可清暑泄热，白虎汤治之；虚证清暑益气，白虎加人参汤或清暑益气汤。

表 5-1　阳气失常所致外感疾病表

外邪	症　状	病机分析	治法举例
寒邪	全身发热犹如焚烧的炭火，无汗	寒邪束闭腠理，阳郁化热	发汗解表
暑邪	汗出 烦躁 气息喘促，喝喝有声 神昏嗜卧，郑声多言	暑热蒸腾，迫津外泄 暑热内扰心神 暑邪壅肺， 肺失宣肃 暑热内攻伤阴伤神	清热泄暑 益气养阴
湿邪	初期：头沉如束布帛 发展：大筋、小筋或缩短发生拘挛 之疾，或松弛发为痿弱之证	湿浊上蒙清窍 病久湿郁化热，湿聚热蒸，蕴于 经脉而失养	解表化湿 清利湿热，宣通经络
风邪	风疹之肿	风邪袭表，正邪搏结，营卫郁滞 于肌腠	疏风消肿，调和营卫

第五节　阳气失常所致各种病变

【原文阅读】

阳气者，烦劳则张，精绝，辟积于夏，使人煎厥[①]，目盲不可以视，耳闭不可以听，溃溃乎若坏都，汩汩乎不可止。阳气者，大怒则形气绝，而血菀于上，使人薄厥[②]。有伤于筋，纵，其若不容。汗出偏沮，使人偏枯。汗出见湿，乃生痤痱。高粱之变，足生大丁，受如持虚。劳汗当风，寒薄为皶，郁乃痤。（《素问·生气通天论篇第三》）

【词语注释】

①煎厥：古病名，指阳气亢盛，消烁煎熬阴精，阴不潜阳而致气逆昏厥病证。

②薄厥：古病名，指因大怒而使气血上逆于头的昏厥病证。

【原文大意】

人体的阳气因反复劳作，亢盛而外张，

阳亢会消耗阴精致使阴精逐渐亏竭。反复发生累积到夏天，使人发生煎厥的病证，症见两目昏蒙而视物不清，两耳闭塞而不得听。病势凶猛犹如洪水决堤一样不可阻挡。人体的阳气因大怒而上逆，血随气逆于上，经脉之气阻绝不通，则发生薄厥的病证。如伤及筋脉则肢体弛缓不收，不能随意运动。如果身体半身出汗，可能出现一侧身体缺乏营养的病证。如汗出之时遭遇湿邪，则可发生小的疖疮和汗疹，俗称痱子。过食肥甘厚味，则能发生疔疮疖肿，其患病就像拿着空的容器盛物一样容易。如劳动汗出之时，遇到冷风，汗被郁于皮腠，可以形成小粉刺，郁积化热则为疖疮。

【要点解析】

由于阳气失常，不能发挥其温煦、固表、护养机体作用，或劳伤，或情志过激，或过嗜肥甘厚味，或感受外邪等，可发生煎厥、薄厥及痤痱皶等病变。阳气失常病变如下：

阳亢精绝之煎厥。反复劳作，扰动阳气，致阳气外张而亢盛，内而消烁煎熬阴精，以致阴精逐渐耗竭。又逢盛夏炎暑，更伤阴精，以致阴不潜阳，亢阳无制，从而发生气逆昏厥的病证，伴见目盲、耳闭。暑夏的中暑即属此类，后人也称之为暑厥。

阳气厥逆之薄厥。由于大怒而肝气上逆，血随气逆于上，脏腑经络阻绝不通，血郁清窍则昏厥；血阻筋脉则肢体弛缓不用。临床因暴怒还可见吐血之症，晕厥及脑中风即属于此类（表5-2）。

表 5-2　煎厥与薄厥临床鉴别表

病名	病因	病机分析	临床表现		证候虚实
			相同	不同	
煎厥	劳伤（烦劳）	扰动阳气，阳气亢盛外张，阳亢煎阴致精亏，反复于盛夏，而致阳亢阴竭，气逆上冲于清窍	昏厥	目盲耳闭	本虚标实证
薄厥	情志（大怒）	大怒伤肝，气血上逆，脏腑经脉阻绝不通，清窍蒙蔽		伤筋则纵，肢体不用或汗出身半而偏瘫	实证

阳气偏阻之偏枯。若出现身体半身汗出，是阳气运行失常，不能温养全身经脉，可发生半身不遂的偏枯之证。脑中风的后遗症可见于此。

阳热蓄积之疗疮。饮食不节，过食肥甘厚味之品，容易酝酿生热而使阳热蓄积，热盛则肉腐，肉腐则为脓，故易生疗疮疖肿。如因饮食油腻而生痤疮、疮疖之类。

阳气郁遏之痤痱皶。劳作而阳气动致汗出之时，突遇冷风或湿气，使阳气突然凝

滞，腠理骤闭，汗不得发，郁于肌腠，从而发为汗疹、粉刺。如果郁积化热，发为小疖疮之类皮肤疾患。

第六节　续论阳气的生理功能及阳气失常的病变

【原文阅读】

阳气者，精则养神，柔则养筋。开阖不得，寒气从之，乃生大偻[1]。陷脉为瘘，留连肉腠，俞气化薄，传为善畏，及为惊骇。营气不从，逆于肉理，乃生痈肿。魄汗未尽，形弱而气烁，穴俞以闭，发为风疟[2]。

故风者，百病之始也。清静则肉腠闭拒，虽有大风苛毒，弗之能害，此因时之序也。故病久则传化，上下不并，良医弗为。故阳畜积病死，而阳气当隔。隔者当泻，不亟正治，粗乃败之。（《素问·生气通天论篇第三》）

【词语注释】

①大偻：指身体曲背弯腰，不能直立的病证。偻：背曲，佝偻。

②风疟：因体弱阳虚，感风而得之疟，名曰风疟。症见自汗，恶风，发热等。

【原文大意】

人体的阳气能温养神气而使精神爽慧，温养筋脉而使筋脉柔韧。如果阳气失常，汗孔开阖失司，寒邪就会侵入，发生大偻的病证。寒邪深入经脉，留滞于肌肉腠理之间，积久可发为溃疡，形成瘘管。如寒邪从经脉腧穴入侵，内传而迫及五脏之神，可出现善恐易惊的症状。如营气运行不畅，阳逆在肌

肉腠理，就会发生痈肿。如汗出不止，是形体虚弱而卫阳不固，此时若风寒乘虚袭之，俞穴闭塞，可发生风疟病证。

风邪是多种疾病的始因，但只要阳气清静不被扰动，则肌肉腠理固密能抗拒外邪，虽然有暴厉的致病邪气，也不能伤害人体。这是顺应天时变化的规律。所以久病不愈便会传变，发展到人体上下之气不相交通时，纵然有再高明的医生也无能为力了。因此阳气蓄积而病死的，是阳气挡隔所致。阻隔当用泻法，如果不能迅速给予正确治疗，被医术粗陋的医生所贻误，则使病情恶化。

【要点解析】

本节继续阐述阳气的生理功能，即养神则精，养筋则柔。人体阳气旺盛，可使人精神饱满，精神爽慧，这是养神的表现。如上文论及由于烦劳扰阳，消烁煎熬阴精，而发生于盛夏暑热，阴竭阳亢的目盲、耳闭，甚至气逆昏厥病证；而本节所论阳气开阖失常，寒邪内迫五脏之神的善恐惊骇，即是神无所养的表现。同时阳气又能温养筋脉，使筋脉柔韧而活动自如。如上文所论大怒而气血上逆，既有神乱之昏厥，又有筋伤之弛缓不用；本节所论卫阳开阖失司的大偻病证，这是养筋不利的结果。"筋"或可以引申扩大理解为"形体"，即阳气对人体温养无外乎形和神两方面。所以阳气失常，不能温煦、气化、固表、卫外，不仅有筋脉病变，还可发生风疟、痈肿、溃疡甚至瘘管、形体衰弱等诸多病证，故前文把人体内的阳气比喻为天空中的太阳，其后论述阳气失常之变，皆用以说明阳气的重要作用。

"风者，百病之始也"，提出风邪为外感病的先导。由于风性善行数变，致病无处不到，故风邪常与其他外邪一起合邪伤人，引起各种疾病，这是后世"风为六淫之首"的起源。

本节提出"清净则肉腠闭拒"和"因时之序"保养阳气方法。过度操劳可使阳气亢盛于外，而保持阳气清净，无过劳之扰，则腠理固密，不易受到六淫侵害。文中还提出阳热实证的形成、预后及治则。由于病久内传，致阳气阻隔，上下之气不通，形成了阳蓄积之实热证，并提出"对阻隔应采用疏泻"的治则。这为后世治疗热病用开泄之法奠定了理论基础。

第七节　阳气昼夜消长规律及保护阳气的养生方法

【原文阅读】

故阳气者，一日而主外。平旦人气生，日中而阳气隆，日西而阳气已虚，气门乃闭。是故暮而收拒，无扰筋骨，无见雾露，反此三时，形乃困薄。（《素问·生气通天论篇第三》）

【原文大意】

阳气在白天主司人体肌表。黎明的时候，人体阳气开始生发；日中的时候，人体阳气最旺盛；日西的时候，人体阳气已渐趋入里而在体表减少，汗孔就关闭了。因此日落的时候，应减少户外活动而使阳气收藏，拒邪于外。不要扰动筋骨而少活动，不要外出而夜冒雾露。如违反平旦、日中、日西三时阳气消长规律，形体就会因阳气消耗而困乏、衰弱。

【要点解析】

"阳气者，一日而主外"，指出人体阳气有昼夜消长规律。"平旦人气生，日中而阳隆，日西而阳气已虚"，是人体生命活动节律之一，是"天人相应"的反映。《灵枢·营卫生会》亦指出了"平旦阴尽而阳受气""日入阳尽而阴受气"的阳气运行规律。自然界有多种节律，昼夜节律是其节律之一，人类主要依昼夜节律而作息。随着阳气在人体一日的多寡变化，人体抗邪能力也有强弱不同，故本文提出："暮而收拒，无扰筋骨，无见雾露。"掌握并顺应这种生命节律，对保护阳气，指导养生防病，具有积极意义。

第八节　阴精与阳气的关系及四时伏邪发病

【原文阅读】

阴者，藏精而起亟也；阳者，卫外而为固也。阴不胜其阳，则脉流薄疾，并乃狂。阳不胜其阴，则五脏气争，九窍不通。是以圣人陈阴阳，筋脉和同，骨髓坚固，气血皆从。如是则内外调和，邪不能害，耳目聪明，气立如故。

风客淫气，精乃亡，邪伤肝也。因而饱食，筋脉横解，肠澼①为痔。因而大饮，则气逆。因而强力，肾气乃伤，高骨乃坏。

凡阴阳之要，阳密乃固，两者不和，若春无秋，若冬无夏。因而和之，是谓圣度。故阳强不能密，阴气乃绝。阴平阳秘，精神乃治；阴阳离决，精气乃绝。

因于露风，乃生寒热。是以春伤于风，

邪气留连，乃为洞泄。夏伤于暑，秋为痎疟。秋伤于湿，上逆而咳，发为痿厥。冬伤于寒，春必温病。四时之气，更伤五脏。（《素问·生气通天论篇第三》）

【词语注释】

①肠澼：指赤白下痢。

【原文大意】

阴精藏于体内，不断地起而供应阳气的需要，阳气保卫于外使机体固密。如阴不能胜阳，就会使经脉中气血运行急速，阳邪盛极可致狂乱。如阳不能胜阴，就会使五脏功能失调，气机失和，外而九窍闭阻。所以圣人调节阴阳，使筋脉和顺，骨髓坚固，气血流畅。这样就能内外调和，邪不能侵害，耳聪目明，脏腑经络之气运行正常。

风邪侵入人体，而为淫乱之气，使阴精耗散，此为邪气伤肝。由于饮食过饱，使筋脉弛纵不收，可导致肠澼和痔疮等疾。由于饮酒过度，可使气机上逆。由于勉强用力，可使肾气受伤，导致腰间脊骨损坏。

大凡阴阳协调的关键，在于阳气固密于外，阴气才能守藏于内。如两者不协调，就好像有春而无秋，有冬而无夏一样。所以调和阴阳，就是最高的法度。因此阳气过亢就不能固密，阴气就会衰竭。阴气平和，阳气固密，精神才能正常。如阴阳分离决绝，精气也就竭绝了。

由于外感病邪，就会发生寒热。所以春天伤于风邪，邪气久留不去，发为水谷不化，下利无度的泄泻；夏天伤于暑邪，到秋天可发为疟疾；秋天伤于湿邪，可致肺气上逆而为咳嗽，进一步发展为肢体痿废不用的病证；冬天伤于寒邪，到春天易发生温病。四时邪气交替伤害五脏。

【要点解析】

对于阴精与阳气的关系，本节从以下3个方面做出阐述。

1. 阴阳协调的生理

阴阳之间互根互用。"藏精"和"卫外"概括了体内阴阳的主要生理功能；"起亟"和"为固"概括了阴阳相互为用关系。阴藏精，并不断供给阳气营养物质和能量，是阳气发挥功能的物质基础；阳卫外，并推动阴精气化与化生，是阴精能守藏于内的重要保证。

2. 阴阳失调的病理

阴阳对立制约是人体保持协调平衡的基础。若"阴不胜其阳"，则阴虚不能制约阳气，热盛于内，使经脉血行急速；若热邪并入阳分则会发生狂乱病证。而"阳不胜其阴"，则阳虚寒盛，在内五脏壅滞，气机不行，在外九窍闭塞不通。本节又以"两者不和，若春无秋，若冬无夏"做比喻，说明了有阳无阴，有阴无阳的阴阳失衡状态。

3. 阳气的主导作用

阴阳协调既然如此重要，而阴阳二气何者起主导作用呢？本文云"凡阴阳之要，阳密乃固"，明确指出了阳气是关键。阳气旺盛，外可御邪，内能保证阴精守藏。而"阳强不能密，阴气乃绝"，阳气过亢，即"阳强"，既耗伤其阴，又可迫阴外泄而津伤，以至于发生"阴气乃绝"的病证，如"阳气者，烦劳则张"的煎厥之证。本文从生理、病理两方面论证了阳气主导作用。

关于四时伏邪发病。《内经》认为，人体阴阳之气与自然界阴阳之气息息相应。所以顺应四时是人们护养阳气、预防疾病的主要养生法则之一，即"法于阴阳""因时之序"。而"因于露风"，触冒邪气，伤及五脏，易于发生各种外感疾病，故本节提出了"四时之气，更伤五脏"的发病观点。而外邪伤人有感而即发者，如前文"因于寒""因于暑"发病等；亦有本节的"春伤于风，邪气留连，乃为洞泄"等伏而后发的伏气发病，尤其是"冬伤于寒，春必温病"的发病思想，为后世温病学伏气发病的创立奠定了理论基础。

第九节　疾病多因气机失调所致

【原文阅读】

帝曰：余知百病生于气也，怒则气上，喜则气缓，悲则气消，恐则气下，寒则气收，炅则气泄，惊则气乱，劳则气耗，思则气结。九气不同，何病之生？岐伯曰：怒则气逆，甚则呕血及飧泄，故气上矣。喜则气和志达，荣卫通利，故气缓矣。悲则心系急，肺布叶举，而上焦不通，荣卫不散，热气在中，故气消矣。恐则精却，却则上焦闭，闭则气还，还则下焦胀，故气不行矣。寒则腠理闭，气不行，故气收矣。炅则腠理开，荣卫通，汗大泄，故气泄。惊则心无所倚，神无所归，虑无所定，故气乱矣。劳则喘息汗出，外内皆越，故气耗矣。思则心有所存，神有所归，正气留而不行，故气结矣。（《素问·举痛论篇第三十九》）

【原文大意】

黄帝说道：我已经知道很多病的发生大多和气机紊乱有关。怒则气上逆，喜则气舒缓，悲哀则气消弱，恐惧则气下陷，寒则气收敛，热则气耗泄，惊则气逆乱，过劳则气耗散，思虑则气机郁结，气的九种变化将引起什么疾病呢？岐伯答道：大怒则气上逆，甚至血随气升而呕血，进食气逆而呕逆，这就是气上逆引起的病变。喜则气机调和，心情舒畅，荣卫通利，所以气机舒缓。悲哀太过则心脉拘急，心肺同居上焦，心系急则肺叶上举，阻遏上焦营卫之气的宣发，荣卫之气不能正常宣散，则气郁生热，热郁于中，损耗心肺精气，耗伤正气。肾位于下焦，其气主升交于上焦，惊恐则精气衰退，上焦郁闭不通，气还下焦而为胀，气下陷而不上升，故肾气不上而下行。寒性收敛，使腠理闭塞，阳气不能外达而收敛于内。热则腠理开泄，荣卫通利，大汗淋漓，气随汗泄。惊则心气动荡不宁，心神不能内守，思虑混乱不定，以致气机紊乱。过劳则喘息汗出，喘则肺气散失而内气越，汗出营卫散失而外气越，所以气耗散。思虑过度，事存于心，神凝于事，使正气留滞而不畅行，所以气机郁结。

【要点解析】

1. 本节主要通过九气为病之例，阐发了"百病生于气"的发病观点。意思为：许多疾病都是由于气机失调产生的。其主要包括三点：

（1）外感邪气所伤病机　寒性凝滞收引，寒邪所伤，腠理闭阻，卫气不得宣散，则可见恶寒、无汗、脉紧之状。

（2）情志所伤病机　恼怒太过，肝气逆上，血随气逆，既可发生呕血，也可产生晕厥；肝旺伐脾而生飧泄。适度喜悦则血和气达，于人无害，若喜之过极，则心气涣散不收。过度悲伤，气郁不行，化热灼阴，则气阴两伤。过度恐惧，伤肾损精，肾精无以济心，则上下闭塞不通。过惊则神志动荡不宁，心气散乱，举止无措。思虑过度，心神凝聚，气留止不行。

（3）过度劳伤病机　劳力过度，常见喘息汗出。汗出过多，气随津泄；喘息不止，肺气内耗。

2. 《举痛论》中所说"怒则气上，喜则气缓，悲则气消，惊则气乱，恐则气下，思则气结"等，均着眼于"气"字，显然指的是气机逆乱，关于九气致病，具体分析如下：

（1）情志致病

怒则气上：肝司疏泄，调畅气机，但过度愤怒，会导致肝失疏泄，一则肝气郁结不利，再则逆而上冲。故怒则气上，是指愤怒的情志变化可以导致肝气逆而上冲，气逆则血随之上涌，症见面红目赤，胸中气壅，满闷窒塞，呼吸急促，或见吐血，甚则卒然仆倒，不省人事。正如"怒则气逆，甚则呕血及飧泄，故气上矣"。

喜则气缓：喜为心志。心平气和，精神愉悦，心神宁静谧藏，情志舒畅而稳定，则脏腑协调，气机和畅，一身之气皆得调畅而无病。反之，喜乐过度，心志为之耗伤，心气因而涣散，神不安舍，情绪不能自制，甚则失志狂越。

悲则气消：悲为肺志。过度悲伤，使得肺气消散，失去鼓舞推动之力，出现气短不足以息，周身乏力，精神萎靡不振，进而可使人意志消沉，以致无欲无求。

恐则气下：恐为肾志。肾寄下焦，主藏精，为一身气化之总司，主二阴开合。惊恐能伤肾劫精，使得肾气不固，蒸化失常，封藏失职，导致二便失禁及遗精等病证。

惊则气乱：惊是人体对外界突然发生的或意想不到的事件骤至而产生的情志变化。七情分属五脏，但总司于心。故突然受惊，致使心神散乱，心气受伤，气机逆乱，心无所依，神无所归，虑无所定，以致惊慌失措，惊恐不宁，心悸肉瞤。

思则气结：脾在志为思。脾主运化，司升清，与胃相表里，居中焦为气机升降之枢纽。思虑本为正常的情志活动之一，是人们日常工作、学习、生活过程中必然的精神活动。但思虑过度会劳神伤脾，脾伤则运化失司，升降失常，中焦受阻，气机郁结，影响纳化、健运，出现食欲不振、脘腹胀满、大便泄泻、倦怠乏力等症。

（2）寒热致病

寒热邪气是六淫诸邪中较为常见的致病邪气，代表了六淫邪气的阴阳类别。既可单独致病，又常合邪为患。

寒则气收：寒性凝敛，主收引，属阴邪，易伤阳气，阻遏气机。寒则气收则寒邪致使气机收敛，阳气不能布达，筋脉挛急，呈现收引拘急状态。

炅则气泄：热为阳邪，温、热、暑、火皆属此类。热邪其性开泄升散，易耗气伤津。

（3）劳伤致病

劳，即劳作，泛指人的体力活动和脑力劳动。劳作是人们维持生命的存在和繁衍、推动社会进步发展所必需的运动。由于人的体力和脑力是有限的，因此，劳作既是必需的，又受人的自身能力的限制。

劳力过度：劳力过度，耗伤正气。劳作过极，超过人体的能力和耐受限度，导致脏腑功能减退，气血阴阳耗伤，抗病和修复能力低下，从而发生疾病。过劳的形式不同，损伤相关的脏腑，伤害其所藏的精气和影响其功能活动。

劳神过度：劳神过度，损伤心脾，竭精气。神藏于心，分于五脏，以血为养。用心过度，思虑无穷，心神受伤，气血耗伤，心脾受病，则气血化源不足，神失所养，终则五脏俱损，肾精竭伤，症见心悸、失眠健忘、神思呆钝、反应迟滞等。

房劳过度：房劳过度，损伤肾精。肾藏精，主生殖。房事无度，则肾精耗伤，精不足则神失养而阳气不充，出现腰膝酸软，眩晕耳鸣，精神萎靡，或遗精早泄、阳萎，或月经不调，或不孕、不育等（表5-3）。

以上对九气为病作了具体的分析，统观《内经》以后历代医家的认识，结合临床实践，所谓"百病皆生于气"的观点，最根本在于强调气在任何疾病的发生、发展过程中都占极为重要的地位。气是生命活动的本源，气的活动和调，便是正常生理状态，而气的活动失常，即为病理变化。重视神志致病是"九气为病"的主要内容。在上述"九气致病"的论述中，因于情志内伤而发病者，九占其六。提示情志异常波动，以损伤气机，耗竭脏腑精气为根本；无论临证治病还是调养摄生，都应重视调畅情志。

表5-3 九气致病病因病机与症状归纳表

九气	病因	病机	症状
怒	情志失调	肝气上逆，气逼血升	面红、目赤、头胀、头痛，甚至呕血
		肝气横逆，乘袭脾土，脾失健运	飧泻、脘腹胀满、食少嗳气
喜		暴喜伤心，心神不守，心气涣散	喜笑不休，周身松懈无力，泪尿俱出
悲		心肺郁结，营卫不利，化热灼津耗气	情绪消沉、精神萎靡、胸闷、少气乏力，甚则虚热
恐		猝恐伤肾，精气退却而不升，上焦郁闭不通，气还下焦而为胀，肾气不上而下行	二便失禁，男子遗精，女子白浊
惊		心气动荡不宁，心神不能内守，思虑混乱不定，以致气机紊乱	癫仆，痴呆
思		气留不散，久则伤脾，运化无力	胸脘痞满，不思饮食，腹胀便溏
寒	外邪侵袭	寒邪在表，腠理闭塞	恶寒、发热、头痛、身痛
		寒邪在里，中阳受伤	腹痛、下利清谷
炅		炅为热，为阳，其性开泄，腠理开张	发热、汗出，甚至眩晕乏力，面色苍白、汗出淋漓
劳	疲劳过度	肾精消耗于内，阳气张于外	喘息汗出

第十节 病机的重要性及病机十九条

【原文阅读】

帝曰：夫百病之生也，皆生于风寒暑湿燥火，以之化之变也。经言盛者泻之，虚者补之，余锡以方士，而方士用之尚未能十全，余欲令要道必行，桴鼓相应，犹拔刺雪污，工巧神圣，可得闻乎？岐伯曰：审察病机，无失气宜，此之谓也。帝曰：愿闻病机何如？岐伯曰：诸风掉眩，皆属于肝；诸寒收引，皆属于肾；诸气膹郁，皆属于肺；诸湿肿满，皆属于脾；诸热瞀瘛，皆属于火；诸痛痒疮，皆属于心；诸厥固泄，皆属于下；诸痿喘呕，皆属于上；诸禁鼓栗，如丧神守，皆属于火；诸痉项强，皆属于湿；诸逆冲上，皆属于火；诸胀腹大，皆属于热；诸躁狂越，皆属于火；诸暴强直，皆属于风；诸病有声，鼓之如鼓，皆属于热；诸病胕肿，疼酸惊骇，皆属于火；诸转反戾，水液浑浊，皆属于热；诸病水液，澄澈清冷，皆属于寒；诸呕吐酸，暴注下迫，皆属于热。故《大要》曰：谨守病机，各司其属，有者求之，无者求之，盛者责之，虚者责之，必先五胜，疏其血气，令其调达，而致和平，此之谓也。（《素问•至真要大论篇第七十四》）

【原文大意】

黄帝说道：各种疾病之所以发生，均由风寒暑湿燥火六气变化所致。古医经上说，邪气盛的用泻法，正气虚的用补法。我把这些原则告诉医生们，而他们在运用中还没能取得良好的效果。我想使这些重要的医学理论得到推广运用，做到药到病除，就像以槌击鼓，槌到鼓响；治疗疾病就像拔去肉中刺、洗去污浊一样，使所有医生的技术都能提高到很高的水平，你可以给我讲讲有关的道理吗？岐伯答道：谨慎地审察疾病发生发展的机理，治疗时不要违背六气主时所宜，这就是问题的关键。黄帝问：请问疾病的机理是怎样的？岐伯答：多种因风所致的肢体振摇、头晕目眩的病症，大多与肝有关；多种因寒所致肢体收缩、筋脉拘急的病症，大多与肾有关；多种因气逆喘急、胸部胀闷的病症，大多与肺有关；多种因湿所致的浮肿胀满的病症，大多与脾有关；多种因热所致的神识昏蒙、筋脉抽搐的病症，大多与火有关；多种疮疡疼痛的病症，大多与心有关；多种寒冷、二便不通或失禁的病症，大多与人体下部的脏腑有关；多种痿证、喘息气逆、呕吐反胃的病症，大多与人体上部的脏腑有关；多种口噤、鼓颔战慄，犹如失去了神明的主持，大多与火邪有关；多种痉病、颈项牵强的病症，大多与湿邪有关；多种气逆上冲的病症，大多与火邪有关；多种腹部膨满胀大的病症，大多与热邪有关；多种烦躁不宁、精神狂乱、举止失常的病症，大多与火邪有关；多种猝然肢体强直不能屈伸的病症，大多与风邪有关；多种腹部肠鸣有声、叩之如鼓一样空响的病症，大多与热邪有关；多种皮肤肌肉肿胀溃烂、疼痛酸楚、惊骇不定的病症，大多与火邪有关；多种筋脉扭转、角弓反张、肢体曲屈、排出的水液浑浊的病症，大多与热邪有关；多种排出的水液清稀、淡薄、寒冷的病症，大多与寒邪有关；多种呕吐酸臭、急暴腹泻、里急后重的病症，大多与热邪有关。所以《大要》中说：谨慎地遵循病机理论，掌握各种病症与

病机之间的归属关系，有此症的当探求其机理，无彼症亦应寻找其他方面的原因，邪气实的应追究其邪气致病情况，正气虚的应追究其正气不足的情况，必须先掌握天之五气及人之五脏之气的偏盛偏衰，然后疏通气血，使之协调畅达，达到和谐平衡的目的，这就是有关病机的道理。

【要点解析】

1. 掌握病机的重要性

本节主要论病机，所谓病机，是指疾病发生、发展与变化的机理，内容应包括病因、病理、病性、病位等。它概括地反映了人体内部阴阳失调、正邪交争、升降失常等一系列矛盾运动，是中医认识疾病的主要着眼点。

2. 病机十九条具体分析

临床疾病变化万千，病机十九条通过归纳为病位和病性两大类，病位包括五脏病机5条和上下病机2条，病性包括六气病机12条，为临床病机分析建立了执简驭繁的模式，下列详述病机之要。

2.1　病位病机

（1）多种因风所致的肢体振摇、头晕目眩的病症，大多与肝有关：肝为风木之脏，其病多化风。肝藏血，主身之筋膜，开窍于目，其有病变则木失滋荣，伤及所合之筋，所主之目窍，则见肢体摇摆震颤，目眩头晕。

（2）多种因寒所致肢体收缩、筋脉拘急的病症，大多与肾有关：肾为寒水之脏，主温煦蒸腾气化，若其功能虚衰，则失其温化之职，气血凝敛，筋脉失养，故筋脉拘急，肢体蜷缩，关节屈伸不利。

（3）多种因气逆喘急、胸部胀闷的病症，大多与肺有关：肺主气，司呼吸，故气为之病，首责于肺。肺病宣降失常，气壅郁于胸或上逆，则见呼吸喘息，胸中窒闷，痞塞不通。

（4）多种因湿所致的浮肿胀满的病症，大多与脾有关：脾为湿土之脏，主运化水湿，主四肢，应大腹，若脾失健运，水津失布，内聚中焦或泛溢肌肤，则见脘腹胀满，四肢浮肿。

（5）多种疮疡疼痛的病症，大多与心有关：疮疡，包括痈、疽、疖、疔、丹毒等，肿痛是其主要症状。心为阳脏，在五行属火，主身之血脉，若心火亢盛，火热郁炽于血脉，则腐蚀局部肌肤，形成痈肿疮疡。

（6）多种痿证、喘息气逆、呕吐反胃的病症，大多与人体上部的脏腑有关：肺位上焦，为心之华盖，主宣降，向全身敷布精血津液；肺失清肃，其气上逆则喘。上焦起于胃上口，胃主降浊，胃失和降，其气上逆则呕。

（7）多种寒冷、二便不通或失禁的病症，大多与人体下部的脏腑有关：肾、膀胱、大肠皆位于下焦，肾主二阴，司二便，其盛衰之变，影响或及膀胱气化，或及大肠传导，则可见二便不通、二便泻利不禁等症状。

2.2　病性病机

（1）多种突然肢体强直不能屈伸的病症，大多与风邪有关：风邪内袭，伤肝及筋，故多见颈项、躯干、四肢关节等出现拘急抽搐、强直不柔之症。风性善行数变，急暴突然为其致病特点。

（2）多种排出的水液清稀、淡薄、寒冷的病症，大多与寒邪有关：寒邪伤阳，阳虚失于温化，故患者液体分泌物或排泄物，呈澄澈稀薄清冷特点，如痰涎清稀、小便清长、大便稀薄、带下清冷、脓液稀淡无臭等。

（3）多种痉病、颈项牵强的病症，大多与湿邪有关：湿为阴邪，其性黏滞，最易阻遏气机，气阻则津液不布，筋脉失却濡养，故可筋脉拘急而见项强不舒、曲颈困难乃至身体强直、角弓反张等症。

（4）多种因热所致的神识昏蒙、筋脉抽搐的病症，大多与火有关：火为热之极，火盛则身热；心藏神，火热扰心，蒙蔽心窍，则神识昏糊；火灼阴血，筋脉失养，可见肢体抽掣。

（5）多种口噤、鼓颔战栗，犹如失去了神明的主持，大多与火邪有关：火热郁闭，不得外达，阳盛格阴，故外现口噤、鼓颔、战栗等寒盛症状，而患者不能自控，即真热假寒证。

（6）多种气逆上冲的病症，大多与火邪有关：火性炎上，扰动气机，可引起脏腑气机向上冲逆，如胃热气逆则呕哕等。

（7）多种烦躁不宁、精神狂乱、举止失常的病症，大多与火邪有关：心主神属火，火性属阳主动，火盛扰神，神志错乱，则狂言乱语，殴人毁物，行为失常；火盛于四肢，则烦躁不宁，甚至逾垣上屋。

（8）多种皮肤肌肉肿胀溃烂、疼痛酸楚、惊骇不定的病症，大多与火邪有关：火热壅滞于血脉，血热肉腐，令患处红肿溃烂，疼痛或酸楚；内迫脏腑，扰神则惊骇不宁。

（9）多种腹部膨满胀大的病症，大多与热邪有关：外感邪热传里，壅结胃肠，致气机升降失常，热结腑实，可见腹部胀满膨隆，疼痛拒按，大便难下。

（10）多种腹部肠鸣有声、叩之如鼓一样空响的病症，大多与热邪有关：无形之热积聚而壅滞胃肠，气机不利，传化迟滞，故症见肠鸣有声，腹胀中空叩之如鼓。

（11）多种筋脉扭转、角弓反张、肢体曲屈、排出的水液浑浊的病症，大多与热邪有关：热灼筋脉或热伤津血、筋脉失养，即出现筋脉拘挛、扭转，身躯曲而不直，甚至角弓反张等症。热盛煎熬津液，则涕、唾、痰、尿、带下等液体排泄物黄赤混浊。

（12）多种呕吐酸臭、急暴腹泻、里急后重的病症，大多与热邪有关：胆热犯胃，或食积化热，胃失和降而上逆，则见呕吐酸腐或吞酸。热走肠间，传化失常，则腹泻；热性阳动，故其特点多表现为暴泻如注，势如喷射；热邪纠合湿浊，热及湿缓，则肛门灼热窘迫，预便而不爽，里急后重，粪便秽臭（表5-4）。

表5-4　病机十九条示意表

上	多种痿证、喘息气逆、呕吐反胃的病症，大多与人体上部的脏腑有关	心	多种疮疡疼痛的病症，大多与心有关	多种因热所致的神识昏蒙、筋脉抽搐的病症，大多与火有关
			火	多种口噤、鼓颌战慄，犹如失去了意识的控制，病机大多与火邪有关
				多种气逆上冲的病症，大多与火邪有关
				多种烦躁不宁、精神狂乱、举止失常的病症，大多与火邪有关
				多种皮肤肌肉肿胀溃烂、疼痛酸楚，惊骇不定的病症，大多与火邪有关
			热	多种腹部膨满胀大的病症，大多与热邪有关
				多种腹部肠鸣有声、叩之如鼓一样空响的病症，大多与热邪有关
				多种筋脉扭转、角弓反张、肢体曲屈、排出的水液浑浊的病症，大多与热邪有关
				多种呕吐酸臭、急暴腹泻、里急后重的病症，大多与热邪有关
		肺	多种因气逆喘急、胸部胀闷的病症，大多与肺有关	燥	多种皮肤干燥粗糙，甚至皲裂掀起，状如鳞片；眼球干涩，转瞬不利，或如有物染，视物不清；口干欲饮，尿少便结；舌质干涩无泽，舌苔毛糙或起芒刺，大多与燥邪有关
		脾	多种因湿所致的浮肿胀满的病症，大多与脾有关	湿	多种痉病、颈项牵强的病症，大多与湿邪有关
下	多种厥逆、二便不通或失禁的病症，大多与人体下部的脏腑有关	肝	多种因风所致的肢体振摇、头晕目眩的病症，大多与肝有关	风	多种猝然肢体强直不能屈伸的病症，大多与风邪有关
		肾	多种因寒所致肢体收缩、筋脉拘急的病症，大多与肾有关	寒	多种排出的水液清稀、淡薄、寒冷的病症，大多与寒邪有关

小结

1. 明确提出病因三部分类法。疾病的病因有按"三部之气，所伤异类"的部位进行三部分类，和按照"生于阴""生于阳"进行阴阳分类两种分类法。

2. 正气为主导的发病学原理。疾病发生呈现"两虚相得，乃客其形"以及"邪之所在，皆为不足"的基本状态，并在临床上充分体现为体质因素影响疾病的发生和发展。

3. 关于积的病机。外感寒邪，突然大量饮食，起居不节，用力过度，内伤忧怒皆可使气滞、血瘀、津液凝涩，并合凝聚，久而成积。

4. 关于疾病的传变。外感与内伤病的传变方式与规律不同。外感病传变，从皮毛而入，由表入里，逐步深入，深达肠胃之外，募原之间，以致成积，积病者言其深重。五脏疾病传变，有逆传，即子病传母；有顺传，即传其所胜，具有一定规律，但也有多种影响传变的因素，临证应具体分析。

5. 阳气失常有失于卫外，寒暑风湿诸邪侵袭发为外感病；阳气厥逆，阴虚阳亢，阳热内盛，阳气抑遏，阳气蓄积等发为内伤病。五味偏食则五脏关系失调而发为多种内伤病。阴阳失调包括相互制约、互根互用关系失常病变，并以阳气失常为主导，至阴阳离绝则病危。

6. 气机失调是疾病的基本病机。其中气收、气泄、气上、气下、气乱、气缓、气结、气消、气耗，概括病机形式的特点，指导治疗法则的制定。

7. 病机十九条内容提示。不同性质的外邪，导致疾病的特征亦有不同，证之临床，通过症可以求因，为治疗提供思路。

思考题

1. 何谓"三部之气"？其致病情况如何？

2. 结合《灵枢·百病始生》，谈谈你对肿瘤发生的认识，对临床有何指导意义？

3. 既然阴阳二气是构成人体和维持生命的本源，那么，《素问·生气通天论》为何侧重论述阳气的生理功能以及病理变化？

4. 试比较煎厥与薄厥的异同。

5. 结合《素问·生气通天论》，归纳出阳气失常的病变。

6. 结合《素问·生气通天论》，谈谈阴精与阳气的关系。

7. 结合《素问·举痛论》九气为病的论述，谈谈为什么说各种疾病的产生都与气有关？

8. 病机十九条论述病机的方法是什么？对临床有何指导意义？

（古继红　沈津湛　王滨）

第六章

病　证

本章主要讨论多种疾病的病因病机及临床表现。《内经》记载的疾病有三百余种，有的是专篇论述，有的是散见于各篇之中，对很多疾病的病因病机、临床症状、辨证分型、治则治法、预后预防等都作了扼要介绍。

本章选取了《素问》中《热论》《咳论》《举痛论》《痹论》《痿论》中重点论述热病、咳嗽、痛病、痹病、痿病的部分经典原文，以供学习。

第一节　外感热病的概念和病因及预后

【原文阅读】

黄帝问曰：今夫热病者，皆伤寒①之类也，或愈或死，其死皆以六七日之间，其愈皆以十日以上者，何也？不知其解，愿闻其故。岐伯对曰：巨阳者，诸阳之属也。其脉连于风府，故为诸阳主气也。人之伤于寒也，则为病热，热虽甚不死，其两感于寒而病者，必不免于死。（素问·热论篇第三十一）

【词语注释】

①伤寒：指广义的伤寒，即多种外感病的总称。

【原文大意】

黄帝问道：现在将外感热病，都称为伤寒。同样是外感热病，有的痊愈，有的死亡，死亡多发生在六、七日之间，痊愈的多在十日以上，这是什么道理呢？我不能理解，请您告诉我其中的缘故。岐伯回答说：足太阳膀胱经统率全身阳经之气，它的经脉在头部与风府穴相连，所以能主持一身之阳气。人体感受外邪的入侵，就会发热，有时发热很高，但病情不一定严重。但是，如果表里两经同时感邪，则病情比较严重。（《素问·热论篇第三十一》）

【要点解析】

1. 外感热病的概念

外感热病是由感受六淫邪气，以发热为主要症状的一类疾病。本文明确指出一切外感热病，都属于伤寒的范畴。外感热病称为"伤寒"主要有三个原因：①在外邪入侵引起的发热疾病中，寒邪引起的热病比较多见。人体感受寒邪则发热，而发热又是外感热病的共有症状，故古人将"伤寒"和"热病"互名而并称。②外感热病初起，患者皆有自觉恶寒的共同特征，临床有"有一分恶寒，便一分表证"的说法，故可将外感热病称为伤寒。③太阳为寒水之经，六经之藩蓠，外邪侵袭，太阳经首当其冲，故称伤寒。

2. 外感热病的病因

本文所论外感热病的病因为六淫邪气。《内经》中有将六淫用风概括的。本文则以"寒"代表六淫邪气，当然也包括厉气。

3. 外感热病的预后

外感热病的预后，取决于邪正交争的力量对比。若外邪束表，正气强而邪气盛，邪正交争，发热甚而正气不衰，则预后良好。若表里两经同时感受邪气发病，邪盛正衰，病情复杂，传变迅速，则预后较差。文中所说"死"与"不死"，是相对而言，仅指病情的轻重。

第二节　外感热病的六经主证和传变规律

【原文阅读】

帝曰：愿闻其状。岐伯曰：伤寒一日，巨阳受之，故头项痛，腰脊强。二日，阳明受之，阳明主肉，其脉侠鼻，络于目，故身热目疼而鼻干，不得卧也。三日，少阳受之，少阳主胆，其脉循胁络于耳，故胸胁痛而耳聋。三阳经络，皆受其病，而未入于脏者，故可汗而已。四日，太阴受之，太阴脉布胃中，络于嗌，故腹满而嗌干。五日，少阴受之，少阴脉贯肾，络于肺，系舌本，故口燥舌干而渴。六日，厥阴受之，厥阴脉循阴器而络于肝，故烦满而囊缩。三阴三阳，五脏六腑皆受病，荣卫不行，五脏不通，则死矣。(《素问·热论篇第三十一》)

【原文大意】

黄帝说道：我想听听外感热病的发生、发展与变化的规律。岐伯回答说：外感热病初起的时候，太阳经受邪，所以发生头项痛、腰脊强的症状。病情发展，邪入阳明经，阳明主肌肉，其经脉夹鼻两旁并上络于目，所以出现身热、目痛而鼻干的症状。病情进一步发展，少阳经受邪，少阳经脉循行于两胁，上络于耳，所以可见胸胁痛和耳聋的症状。上述情况，病情在三阳经脉而未影响到三阴经脉，邪尚在表，可用发汗的方法治疗。病邪传太阴，太阴脉布胃中而上行络咽，故出现腹部胀满、咽喉干燥的症状。病情进一步发展，少阴经受邪，少阴经脉贯肾络于肺，连系舌根，故口燥舌干而渴。病情最后发展至厥阴经，厥阴经环绕阴器，内络肝脏，故可出现烦闷和阴囊或阴户拘急不舒的症状。三阴三阳，脏腑经络均受到病邪的侵袭，则人体内营卫气血运行紊乱，五脏之气阻塞不通，则病情危重。

【要点解析】

1. 外感热病的六经分证

本节原文对六经证候的归纳，主要以各经脉的循行部位为依据，其证仅限于足之六经，且六经病皆为实证、热证，未涉及虚证、寒证。其中三阳经病证为表热证，三阴经病证为里热证，这种以六经分证的方法为《伤寒论》六经辨证奠定了理论基础（表6-1）。

表6-1 《内经》热病六经分证归纳表

六经	循行部位	主要兼症
太阳经	从头顶入内络脑，复下行颈项，夹行于脊柱两旁，到达腰部	头痛、项部和腰脊僵硬疼痛
阳明经	夹鼻两旁并上络于目	身热、目鼻干燥疼痛
少阳经	循行于两胁，上络于耳	胸胁疼痛、突发耳聋
太阴经	散布胃中，上行络于咽	腹部胀满、咽喉干燥
少阴经	贯肾，络于肺，连系舌根	口舌干燥而口渴
厥阴经	环绕阴器，内络于肝	烦闷，男子阴囊和女性阴户拘急不舒

2. 外感热病的传变规律

《内经》认为外感热病的基本传变规律是由表入里，由三阳入三阴，其先后次序是太阳、阳明、少阳、太阴、少阴、厥阴。《内经》对热病传变规律的认识比较单一，《伤寒论》提出了外感热病的传变有"越经""直中""合病""并病"等多种形式，丰富了外感热病的传变方式。

第三节 外感热病病情转愈的次序

【原文阅读】

其不两感于寒者，七日，巨阳病衰，头痛少愈；八日，阳明病衰，身热少愈；九日，少阳病衰，耳聋微闻；十日，太阴病衰，腹减如故，则思饮食；十一日，少阴病衰，渴止不满，舌干已而嚏；十二日，厥阴病衰，囊纵①，少腹微下，大气②皆去，病日已矣。(《素问·热论篇第三十一》)

【词语注释】

①囊纵：男性阴囊由病态时的紧缩转变为正常时的松弛。

②大气：此指外感邪气。

【原文大意】

如果没有发生表里两经同时感邪情况，一段时间之后太阳经邪气衰退，患者头痛症状逐渐减轻；过一段时间，阳明经邪气衰退，发热渐退；再经过一段时间，少阳经邪气衰退，耳聋好转；然后太阴经邪气衰退，腹满消失而思饮食；渐渐的少阴经邪气衰退，口不渴，不胀满，舌不干，开始打喷嚏；最后影响厥阴经的邪气衰退，患者阴囊或阴户拘急感消失，少腹舒适，至此外邪尽去，疾病逐渐痊愈。

【要点解析】

《内经》认为热病在演变过程中，如果正气不虚，则存在自愈倾向，其临床症状改善一般是按太阳、阳明、少阳、太阴、少阴、厥阴的次序逐渐好转。揭示了热性病的整个病变过程可以分为二个阶段。第一阶段是热病的发展阶段，病情不断深入，如果邪胜正衰，则病情不断恶化严重。如果正胜邪退，则热病发展至第二阶段，即恢复阶段，正气不断恢复，邪气逐渐退却而病情渐愈。

第四节　外感热病的治疗大法和热病遗复的病因病机以及饮食宜忌

【原文阅读】

帝曰：治之奈何？岐伯曰：治之各通其脏脉，病日衰已矣。其未满三日者，可汗而已；其满三日者，可泄而已。帝曰：热病已愈，时有所遗者，何也？岐伯曰：诸遗者，热甚而强食之，故有所遗也。若此者，皆病已衰而热有所藏，因其谷气相薄，两热相合，故有所遗也。帝曰：善。治遗奈何？岐伯曰：视其虚实，调其逆从，可使必已矣。帝曰：病热当何禁之？岐伯曰：病热少愈，食肉则复，多食则遗，此其禁也。(《素问·热论篇第三十一》)

【原文大意】

黄帝问道：如何治疗热病呢？岐伯说道：治疗应当辨清疾病所在的脏腑经脉分别予以调治，使经脉疏通，疾病就会痊愈。一般而言，病邪在表，可以用发汗法治疗；病邪入里，可用泄热的方法治疗。黄帝问道：热病愈后，有时发生余热稽留的现象，这是什么原因？岐伯回答说：凡是这类情况，大多是在发热的时候勉强进食，所以导致余热不退而遗留。这时患者的病情虽有减轻，尚有余热蕴藏于体内，此时如果勉强进食，体内之余热与谷气之热相互搏结，使热邪有所依附遗留不去。黄帝说道：讲得好。余热稽留如何治疗呢？岐伯说道：根据病情的虚实，虚则补之，实则泻之，余热就可以治愈。黄帝问道：外感热病发病时有什么禁忌

吗？岐伯回答说：外感热病稍好转，吃肉就会导致外感热病的复发，多食可导致余热遗留不清，因此患热病时应当禁忌吃肉和勉强多食。

【要点解析】

1.外感热病的治疗大法

《内经》强调热病的治疗是"各通其脏脉"。"通"字有二义，一指"通晓"，即应当辨清热病所在的脏腑经脉，应当分经治疗。二指"疏通"，即祛除邪气，疏通经脉脏腑之气。对于"其未满三日者"指邪仍在三阳之表，采用汗法，以疏通在表被郁之阳；"其满三日者"邪热壅积于三阴之里，施行泄法，以泄越其里热（图6-1）。

2.热病遗复的病因病机

外感热病之遗，是指病邪遗留，余热未尽。遗热的发生，是因热病稍有好转，勉强进食，以致邪热与谷气相互搏结，使病情迁延，余热不清。复，指病愈复发，乃因热病后过早食肉所致（图6-2）。

3.外感热病的饮食宜忌

《内经》认为外感热病"食肉则复，多食则遗"，提示外感热病不可多食或过早进食油腻食物，以防热遗与热病复发（图6-3）。

第五节　咳嗽发生的病因病机

【原文阅读】

黄帝问曰：肺之令人咳，何也？岐伯对曰：五脏六腑皆令人咳，非独肺也。帝曰：愿闻其状？岐伯曰：皮毛者肺之合也。皮毛先受邪气，邪气以从其合也。其寒饮食

外感热病的治疗大法
治疗应当辨清疾病所在的脏腑经脉予以调治
辨别邪气所在的脏腑经脉
祛除病邪
病邪在表
发汗解表
病邪入里
清泄里热

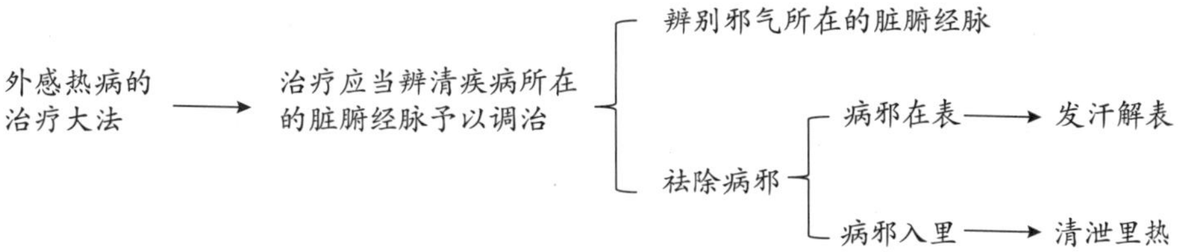

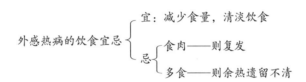

图 6–1 外感热病的治疗大法

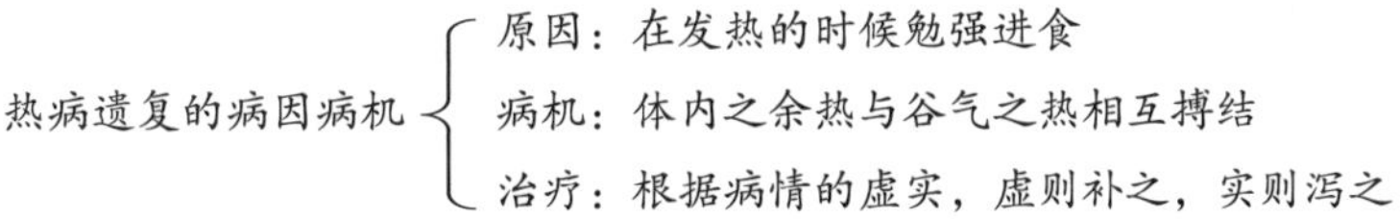

热病遗复的病因病机
原因：在发热的时候勉强进食
病机：体内之余热与谷气之热相互搏结
治疗：根据病情的虚实，虚则补之，实则泻之

图 6–2 热病遗复的病因病机

外感热病的饮食宜忌
宜：减少食量，清淡饮食
忌
食肉——则复发
多食——则余热遗留不清

图 6–3 外感热病的饮食宜忌

入胃，从肺脉上至于肺，则肺寒，肺寒则外内合，邪因而客之，则为肺咳。五脏各以其时受病。非其时各传以与之。人与天地相参，故五脏各以治时，感于寒则受病，微则为咳，甚则为泄为痛。（《素问·咳论篇第三十八》）

【原文大意】

黄帝问道：肺能使人咳嗽，为什么？岐伯回答：五脏六腑都能使人咳嗽，不只是肺。黄帝说道：我想听听具体情况。岐伯说道：皮毛是与肺相合的。皮毛先受到寒邪，邪气传入其相合的肺脏。若食用寒冷饮食，寒气入胃，从肺脉上注于肺也会使肺脏受寒，外感寒气与内伤寒气相合，侵袭于肺，就导致肺咳。五脏在各自所主的时节受邪发病。如果不是在肺脏所主的秋季，那么其他脏腑受到邪气后，传输到肺形成咳嗽。人与自然界是相互感应的，所以五脏各在所主时令，感受寒邪而发病，受邪轻微的，传到肺脏造成咳嗽；受邪较重的，会发生泄泻、疼痛等病症。

【要点解析】

咳嗽的病因是肺脏感受寒冷邪气。病机有三方面：一是肺脏在所主时令的秋季，感受了由本脏的外合皮毛传入的寒气；二是在不是肺所主的其他时令，他脏所受寒气，传到了肺脏；三是寒冷饮食使胃受寒气，寒气经肺脉传入到肺，与肺受到的寒气内外相合，停留在肺。肺受寒邪，宣发肃降失司，气机上逆发生咳嗽（图 6–4）。

形寒→寒邪从皮毛而入→邪从其合（肺合皮毛）

在非肺所主的其他时令，他脏感受寒气→脏腑功能失调→肺失宣降 ⎫
⎬ 外内合邪→咳
寒饮→寒饮食入胃→从肺脉上至肺（肺脉起于中焦，环循胃口） ⎭

图 6-4 肺咳病因病机示意图

咳嗽是肺脏的本病，必然与肺脏相关。但本节经文提出了"五脏六腑皆令人咳，非独肺也"的观点，将咳嗽的病因病机从单独的肺脏扩大到五脏六腑，体现了中医学的整体观。

第六节 五脏咳的症状表现

【原文阅读】

肺咳之状，咳而喘息有音，甚则唾血。心咳之状，咳则心痛，喉中介介如梗状，甚则咽肿，喉痹。肝咳之状，咳则两胁下痛，甚则不可以转，转则两胠下满。脾咳之状，咳则右胁下痛，阴阴引肩背，甚则不可以动，动则咳剧。肾咳之状，咳则腰背相引而痛，甚则咳涎。（《素问·咳论篇第三十八》）

【原文大意】

肺咳的症状，咳嗽喘息有声音，严重的可见唾血。心咳的症状，咳嗽伴心胸疼痛，咽喉不利，如有物梗塞，严重的可见咽喉肿痛，阻闭不畅。肝咳的症状，咳嗽伴两胁肋疼痛，严重的不能转侧，转侧时两胁肋胀满。脾咳的症状，咳嗽伴右胁肋痛，并牵引肩背隐隐作痛，严重的身体不可动，动时咳嗽加剧。肾咳的症状，咳嗽伴腰背互相牵引作痛，严重的可见咳吐痰涎。

【要点解析】

本节讨论了五脏咳的临床分型、根据咳嗽的兼见症状，结合五脏的生理功能及经脉的循行路线，进行五脏分证，并提出了五脏咳多兼"痛"的临床特点。这种分类方法，为后世脏腑辨证提供了范例。心经起于心中，其支从心系上夹咽，故心咳症状为咳嗽伴心胸疼痛，咽喉梗塞不利；肝经布胁肋，故肝咳症状为咳嗽伴两胁疼痛；脾气主右，脾咳症状为咳嗽伴右胁隐痛引及肩背；肾经贯脊属肾，腰为肾之府，肾咳症状为咳嗽伴腰背互相牵引作痛。又肾为水脏，主涎饮，故可见咳吐痰涎（表 6-2）。

表 6-2 五脏咳临床症状表

五脏咳	临床症状
肺咳	咳嗽，喘息有声音，严重的可见唾血
心咳	咳嗽，心胸疼痛，咽喉不利，如有物梗塞，严重的可见咽喉肿痛，阻闭不畅
肝咳	咳嗽，两胁肋疼痛，严重的不能转侧，转侧时两胁肋胀满
脾咳	咳嗽，右胁肋痛，并牵引肩背隐隐作痛，严重的身体不可动，动时咳嗽加剧
肾咳	咳嗽，腰背互相牵引作痛，严重的可见咳吐痰涎

第七节 咳嗽的传变规律和六腑咳的症状

【原文阅读】

五脏之久咳，乃移于六腑。脾咳不已，则胃受之。胃咳之状，咳而呕，呕甚则长虫出。肝咳不已则胆受之，胆咳之状，咳呕胆汁。肺咳不已则大肠受之，大肠咳状，咳而遗失。心咳不已则小肠受之，小肠咳状，咳而失气，气与咳俱失。肾咳不已则膀胱受之，膀胱咳状，咳而遗溺。久咳不已则三焦受之，三焦咳状，咳而腹满不欲食饮。此皆聚于胃，关于肺，使人多涕唾，而面浮肿气逆也。（《素问·咳论篇第三十八》）

【原文大意】

五脏咳长期不愈，便可传于六腑。脾咳不愈则传于胃，胃咳的症状，咳嗽兼有呕吐，甚至呕吐蛔虫。肝咳不愈则传于胆，胆咳的症状，咳嗽兼有呕出胆汁。肺咳不愈则传于大肠，大肠咳的症状，咳嗽兼有大便失禁。心咳不愈则传于小肠，小肠咳的症状，咳嗽兼有排气，咳嗽与排气同时消失。肾咳不愈传于膀胱，膀胱咳的症状，咳嗽兼有小便失禁。以上各种咳嗽日久不愈，就会传于三焦，三焦咳的症状，咳嗽兼有脘腹胀满，不欲饮食。所有咳嗽，都是邪气聚结于胃，上关于肺导致的，让人痰涎增多，颜面浮肿，肺气上逆。

【要点解析】

本节论述了六腑咳的辨证分类。"五脏咳长期不愈，便可传于六腑"，说明咳证日

久，可通过脏腑表里关系进行传变。其分类亦是根据兼见症状，结合六腑各自的功能特点进行的。从其中呕、大便失禁、排气、小便失禁等症来看，都有"泄"的共同特征，说明已经出现气虚不能收摄的病机。所以，六腑咳较五脏咳的病程长、病情重，这与通常脏病传腑为病轻的一般规律有所不同，提示疾病的传变是非常复杂的，临床要掌握其常与变。

咳嗽的传变规律是：五脏咳各传向表里相对应的腑，形成腑咳。各种咳嗽长期不愈，最后形成三焦咳（表6-3）。

表6-3 咳嗽的传变规律和六腑咳临床症状表

五脏咳	六腑咳		六腑咳临床症状
脾咳→	胃咳		呕吐，甚至吐出蛔虫
肝咳→	胆咳		呕出胆汁
肺咳→	大肠咳	咳嗽	大便失禁
心咳→	小肠咳		排气
肾咳→	膀胱咳		小便失禁
久咳→	三焦咳		脘腹胀满，不欲饮食

本节提到的"聚于胃，关于肺"是对咳嗽病机的总概括。外邪侵袭，五脏受邪，以及饮食寒凉，胃寒传肺，都影响到肺，使肺失宣降，气机上逆；而脾胃受纳运化水谷津液，若功能失调，就会聚湿生痰，上扰于肺而致咳。同时，胃为中土，汇聚四方，各脏腑病变都可影响到胃波及于肺。这都说明咳嗽与肺、胃两脏关系最为密切。《内经》这一观点，是后世"脾为生痰之源，肺为贮痰之器"之说的渊源，具有重要的临床意义。

第八节　急性胸腹疼痛的病因病机

【原文阅读】

黄帝问曰：余闻善言天者，必有验于人，善言古者，必有合于今；善言人者，必有厌于己。如此则道不惑而要数极，所谓明也。今余问于夫子，令言而可知，视而可见，扪而可得，令验于己而发蒙解惑，可得而闻乎？岐伯再拜稽首曰：何道之问也？帝曰：愿闻人之五脏卒痛，何气使然？岐伯对曰：经脉流行不止，环周不休。寒气入经而稽迟，泣而不行。客于脉外则血少，客于脉中则气不通，故卒然而痛。（《素问·举痛论篇第三十九》）

【原文大意】

黄帝问道：我听说善于论说天地自然规律的，一定要验证于人类；善于论说古代历史情形的，必须结合当今的情况；善于论说社会人事的，一定会联系到自己。这样，才能彻底明白道理，进而探求重要道理的本源，可算是深明事理。现在我请问先生，如何做到听患者叙说即可知病情，望患者色泽即可知病之所主，通过切摸即可知病之所在，而且让人通过自己的体验，启发蒙昧，解除疑惑，能告诉我吗？岐伯跪地两拜，回答说：您问哪一方面的道理呢？黄帝说：我想知道五脏突然疼痛，是什么原因引起的？岐伯回答说：经脉中的气血是周流不息的，假如寒气侵袭经脉滞留不去，会使气血运行艰涩不畅。寒邪停留在经脉之外导致血气减少，停留在于经脉之中导致血气不得流通，故发生卒痛。

【要点解析】

本节首先指出了研究医学的方法。研究自然、社会、人类各种知识、规律、道理，要采取互相联系，互相验证，由此及彼，整体统一的思维方法。天人相参，古今相鉴，人己相比。观察、认识疾病，更是要将望闻问切四诊合参，并在实践中切实体悟，才能做出正确的判断。

关于胸腹急性疼痛的病因病机，本节认为，病因主要是寒邪，病机是"寒气入经""涩而不行"。即寒为阴邪，侵犯经脉，凝滞收引，气血受阻，因而突发疼痛。其中，"客于脉外则血少，客于脉中则气不通"，即寒气停留于脉外，使脉络拘急，脉中血气减少，不荣则痛；停留于脉中，使脉中血气阻滞，不通则痛。这一虚一实，是疼痛发生的两种基本机理（图6-5）。

寒气侵袭经脉滞留不去
使气血运行艰涩不畅
{
寒邪停留在经脉之外→血气减少→不荣则痛

寒邪停留在于经脉之中→血气不通→不通则痛
}

图6-5　痛证的病因病机

第九节 痹证的外因和分类以及痹证发病与季节的关系

【原文阅读】

黄帝问曰：痹之安生？岐伯对曰：风寒湿三气杂至，合而为痹也。其风气胜者为行痹[①]，寒气胜者为痛痹[②]，湿气胜者为著痹[③]也。帝曰：其有五者何也？岐伯曰：以冬遇此者为骨痹[④]，以春遇此者为筋痹[④]；以夏遇此者为脉痹[④]；以至阴遇此者为肌痹[④]；以秋遇此者为皮痹[④]。（《素问·痹论篇第四十三》）

【词语注释】

①行痹：是以肢节疼痛游走无定处为特点的一种痹证，又称风痹。

②痛痹：是以疼痛剧烈为特点的一种痹证，又称寒痹。

③著痹：是以痛处重滞固定，或顽麻不仁为特点的一种痹证，又称湿痹。

④骨痹、筋痹、脉痹、肌痹、皮痹：统称五体痹，是由风寒湿三种邪气在不同季节里侵犯人的五体而产生。

【原文大意】

黄帝问道：痹证是怎样形成的？岐伯回答说：风、寒、湿三种邪气夹杂，混合在一起侵犯人体，日久就形成痹证。其中风邪偏盛的常常导致行痹，寒邪偏盛的常常导致痛痹，湿邪偏盛的常常导致著痹。黄帝问道：痹证又可以分为五种，分别是什么？岐伯回答：这五种分别是在冬季受邪而发病的为骨痹；在春季受邪而发病的为筋痹；在夏季受邪而发病的为脉痹；在长夏受邪而发病的为肌痹；在秋季受邪而发病的为皮痹。

【要点解析】

由于感受外来邪气性质偏重不同，痹证的临床表现亦不同，其中风气偏胜，风性善行而数变，多见肢节酸痛，游走无定处等症；寒气偏胜，寒性凝滞，肢体多见疼痛剧烈、痛处固定等；湿气偏胜，湿性重浊，多见痛处重滞不移，或顽麻不仁等。正是由于邪气性质及临床特征的不同，《内经》据此将痹证分为"行痹""痛痹""著痹"。

1. 痹证的外因

在病因方面，强调了风、寒、湿三种邪气夹杂混合而侵袭人体，是导致痹证的重要外因。

2. 痹证按病因分类

（表6–4）

表6–4 痹证的病因分类表

命名	依据	临床特征
行痹	风邪偏盛	疼痛游走无定处
痛痹	寒邪偏盛	痛不可忍，甚如刀割
着痹	湿邪偏盛	痛处重着不移，或顽麻不仁

3. 痹证与季节的关系

五体在内合于五脏，在外应于四时，在不同季节感受风、寒、湿之邪就有可能在不同部位发生相应痹证（表6–5）。

表6–5 痹证发病与季节关系表

病因	五季	五脏	五体	五痹
风寒湿	春	肝	筋	筋痹
	夏	心	脉	脉痹
	长夏	脾	肉	肉痹
	秋	肺	皮	皮痹
	冬	肾	骨	骨痹

第十节　五脏痹的发病机理

【原文阅读】

帝曰：内舍五脏六腑，何气使然？岐伯曰：五脏皆有合，病久而不去者，内舍于其合也。故骨痹不已，复感于邪，内舍于肾；筋痹不已，复感于邪，内舍于肝；脉痹不已，复感于邪，内舍于心；肌痹不已，复感于邪，内舍于脾；皮痹不已，复感于邪，内舍于肺。所谓痹者，各以其时重感于风寒湿之气也。（《素问·痹论篇第四十三》）

【原文大意】

黄帝问道：引起痹证的邪气入内，稽留于五脏六腑，是什么原因造成的？岐伯回答说：五脏都有与其相联系的五体，内外相应。五体痹病久不去的，则邪气入内，侵入其所合的内脏，所以骨痹不愈，再反复受邪，就向内传于肾；筋痹不愈，再反复受邪，就内传于肝；脉痹不愈，再反复受邪，就内传于心；肌痹不愈，再反复受邪，就内传于脾；皮痹不愈，再反复受邪，就内传于肺。所谓五脏痹，就是由于在各个季节里重复感受了风寒湿邪，邪气深入内脏而造成的。

【要点解析】

痹证发病与季节气候密切相关，在不同季节受邪，就会在不同部位发生痹证。肾主骨，通于冬气，冬季感受痹邪，易患骨痹、肾痹；肝主筋，通于春气，春季感受痹邪，易患筋痹、肝痹；心主脉，通于夏气，夏季感受痹邪，易患脉痹、心痹；脾主肌肉，通于长夏之气，长夏感受痹邪，易患肌痹、脾痹；肺主皮毛，通于秋气，秋季感受痹邪，易患皮痹、肺痹。从临床实际分析，也未必如此机械，但痹证的进退与季节气候变化有关，这是无可置疑的，故当灵活理解。

五脏痹发病机理有四：一是五体痹病久不愈；二是各脏在其所应季节反复感受风寒湿邪；三是五脏精气内伤；四是营卫失常，五脏受损（图6-6）。

五脏都有与其相联系的五体，内外相应，五体痹病久不去的，则邪气入内，侵入其所合的内脏
{
骨痹不愈，反复受邪→肾痹（肾在体合骨）
筋痹不愈，反复受邪→肝痹（肝在体合筋）
脉痹不愈，反复受邪→心痹（心在体合脉）
肌痹不愈，反复受邪→脾痹（脾在体合肌肉）
皮痹不愈，反复受邪→肺痹（肺在体合皮毛）

图6-6　五脏痹的发病机理示意图

第十一节　常见脏腑痹的临床表现

【原文阅读】

凡痹之客五脏者，肺痹者，烦满喘而呕。心痹者，脉不通，烦则心下鼓，暴上气而喘，嗌干善噫，厥气上则恐。肝痹者，夜卧则惊，多饮，数小便，上为引如怀。肾痹者，善胀，尻以代踵，脊以代头。脾痹者，四肢解堕，发咳呕汁，上为大塞。肠痹者，数饮而出不得，中气喘争，时发飧泄。胞痹者，少腹膀胱，按之内痛，若沃以汤，涩于小便，上为清涕。（《素问·痹论篇第四十三》）

【原文大意】

痹邪侵犯五脏六腑而发生的症状表现，各不相同。肺痹的主要症状为胸中烦闷，喘息而呕吐；心痹的主要症状为血脉不通，心烦、心悸，有时突发气逆上冲而引发喘息，咽干，经常嗳气，当逆气上冲时患者有恐惧的情绪；肝痹的主要症状为晚上睡觉时易惊醒，好饮水，小便次数增多，腹部胀大如张开的弓，又好像怀孕一样；肾痹主要表现为易发肿胀，只能坐卧，无法站立和行走，头低垂抬不起来，甚至露出了颈部的椎骨；脾痹主要表现为四肢倦怠无力，可伴有咳嗽，呕吐汁水，胸部痞塞不舒；肠痹主要表现为好饮水而小便不畅，腹中攻冲鸣响，时常腹泻；膀胱痹主要表现为触按少腹膀胱部位时，内感灼热疼痛，如灌以热水，小便滞涩不通畅，患者还时常鼻流清涕。

【要点解析】

五脏痹是由五体痹发展而成。五脏精气损伤，加之复感风寒湿气，则体痹内传相应之脏而成五脏痹。痹邪阻肺，宣降失常，故有烦闷喘呕之症；痹邪阻心，气闭血滞，心脉不畅，故见心烦、心悸等症；痹邪阻肝，失于疏泄，水湿内聚，故腹胀，好饮水，小便次数增多，血运失常，魂不守舍，故夜卧则惊；痹邪阻肾，肾精受损，不能濡养脊骨，故身曲不伸，足不能行；痹邪阻脾，中焦失和，四肢乏力，或脘痞、呕逆。

六腑痹因饮食不节，肠胃先伤，痹邪内传于腑而成。痹邪犯于小肠，失于分清泌浊，故表现为好饮水而小便不畅；痹邪犯于大肠，传导失职，故见泄泻；痹邪犯于膀胱，气化不利，郁而化热，故有少腹痛热、小便短涩等症（表6-6）。

表6-6　常见脏腑痹临床表现归纳表

病名	症状	病机
肺痹	胸中烦闷，喘息而呕吐	肺失宣降，胃气上逆
心痹	血脉不通，心烦、心悸，有时突发气逆上冲而引发喘息，咽干，经常嗳气，当逆气上冲时患者有恐惧的情绪	气血瘀滞，心脉不通
肝痹	晚上睡觉时易惊醒，好饮水，小便次数增多，腹部胀大如张开的弓，又好像怀孕一样	肝失疏泄，水停气滞；血运失常，魂不守舍
肾痹	易发肿胀，只能坐卧，无法站立和行走，头低垂抬不起来，甚至露出了颈部的椎骨	肾精亏虚，骨骼失养
脾痹	四肢倦怠无力，可伴有咳嗽，呕吐汁水，胸部痞塞不舒	脾胃升降失司，水精不布
肠痹	好饮水而小便不畅，腹中攻冲鸣响，时常腹泻	腑失通降，不能分清泌浊
胞痹	触按少腹膀胱部位时，内感灼热疼痛，如灌以热水，小便滞涩不通畅，患者还时常鼻流清涕	气化不利，郁而化热

第十二节　痹证的内因和痹证的预后

【原文阅读】

阴气者，静则神藏，躁则消亡。饮食自倍，肠胃乃伤。淫气喘息，痹聚在肺；淫气忧思，痹聚在心；淫气遗溺，痹聚在肾；淫气乏竭，痹聚在肝；淫气肌绝，痹聚在脾。诸痹不已，亦益内也。其风气胜者，其人易已也。帝曰：痹，其时有死者，或疼久者，或易已者，其故何也？岐伯曰：其入脏者死，其留连筋骨间者疼久，其留皮肤间者易已。(《素问·痹论篇第四十三》)

【原文大意】

对于五脏的精气，如果人体安静则能精气神气内守，若躁动不安则可导致其消耗灭亡。假如饮食过度，肠胃就会受到损伤。内脏之气失和，则成为淫气，如果引发喘息急促的症状，可知是风寒湿之邪气聚留于肺；而引发忧愁思虑的症状，则可知是邪气聚留于脾；如果见到小便失禁，是邪气聚留于肾；而见到疲乏力竭的症状，则可知是邪气聚留于肝；而见到肌肉消瘦的症状，则是邪气聚留于脾。各种痹证日久不愈，就会逐渐向内发展。而其中风邪偏盛的患者，易于痊愈。黄帝进而问道：痹证患者，有的死亡，有的疼痛持久而长时间不愈，有的又容易痊愈，是什么缘故？岐伯回答说：邪气深入五脏的容易死亡，稽留于筋骨之间的就会疼痛持久，而停留于皮肤间的则容易痊愈。

【要点解析】

感受风寒湿邪气是导致痹证的外因，但五脏六腑痹的形成有其内在原因，主要有二：一是五脏内藏阴精，若精神内守不被扰动，则五脏阴精得藏而能拒邪于外；相反，若思虑无穷，起居失常，则精气耗散，正气不足，若逢五体痹日久不愈，痹邪即可乘虚而入，内传五脏，发为五脏痹。即由于五脏精气不足，痹邪内传所合之脏即可形成五脏痹。二是六腑传化水谷，若饮食失节，六腑失调，痹邪可由六腑相应的腧穴乘虚内传而成六腑痹。

痹证的发生除感受风寒湿之外邪，还有一个重要的内因就是脏腑阴阳失调，脏腑过用，比如饮食过度，损伤肠胃。文中明确指出，痹证如果得不到及时治疗，病邪将日益深入。

痹证的预后受多种因素影响，本节认为与偏胜邪气的性质和病位的深浅有关。一般来说，五体痹病位浅在皮肤者，病程短，预后佳；病位深在筋骨肌肉者，病情缠绵持久。而脏腑痹则病位较深，病程较长，正气已虚，病情较重，难治且预后差。从痹邪的性质而论，其风邪偏胜者容易痊愈。因风为阳邪，其性轻扬，易于驱除（图6-7）。

感邪性质：风气胜→容易痊愈

由　　 皮肤间→容易痊愈
浅　　 稽留于筋骨之间→疼痛持久
入
深　　 入于脏腑→死亡

图6-7　痹证临床预后示意图

第十三节 六腑痹的发病原因及痹证的针灸治疗原则

【原文阅读】

帝曰：其客于六腑者何也？岐伯曰：此亦其食饮居处，为其病本也。六腑亦各有俞，风寒湿气中其俞，而食饮应之，循俞而入，各舍其腑也。帝曰：以针治之奈何？岐伯曰：五脏有俞，六腑有合，循脉之分，各有所发，各随其过，则病瘳也。（《素问·痹论篇第四十三》）

【原文大意】

黄帝问道：邪气侵犯六腑而发为六腑痹又是怎么回事呢？岐伯回答说：这也是以饮食失调、起居失常为发病的根本。六腑各有俞穴，风寒湿邪气从外侵袭其俞穴，而内又伤于饮食，两者相应，邪气便循俞穴而入里，稽留于其相应之腑。黄帝问道：用针刺怎样治疗？岐伯回答说：五脏和六腑都各有其相应的俞穴、合穴，循着经脉所属的部分，各有发病的部位，那么只要循着其病变部位而治疗，疾病就会痊愈。

【要点解析】

六腑痹发生的原因不外乎内因和外因双重作用，外因为风寒湿邪侵犯了分布于肌表的六腑经脉，邪气循俞穴内侵；内因为饮食失常，肠胃受伤。

痹的针刺治疗，除在"各随其过"局部取穴外，还应根据病情辨证治疗，脏痹以"俞穴"为主刺治，腑痹以"合穴"为主刺治。故痹证的治疗可概括为两条基本原则：一是辨证论治；二是痛处取穴（图6-8）。

针刺治疗 ｛ 五脏痹→刺其俞
六腑痹→刺其合
五体痹→循经取穴

图6-8 针刺治疗痹证示意图

第十四节 营气和卫气的区别及其与痹证发生的关系

【原文阅读】

帝曰：荣卫之气，亦令人痹乎？岐伯曰：荣者，水谷之精气也。和调于五脏，洒陈于六腑，乃能入于脉也。故循脉上下，贯五脏，络六腑也。卫者，水谷之悍气也。其气慓疾滑利，不能入于脉也。故循皮肤之中，分肉之间，熏于肓膜，散于胸腹，逆其气则病，从其气则愈，不与风寒湿气合，故不为痹。（《素问·痹论篇第四十三》）

【原文大意】

黄帝问道：营卫之气失调也能使人发生痹证吗？岐伯回答说：营气是水谷所化生的水谷精微中清静柔和的、具有营养作用的气。气能调和布散于五脏六腑，而进入脉中，循着经脉上下，贯通五脏，联络六腑。卫气是水谷所化生的水谷精微中慓悍滑利的、具有温养作用的气，它运行急速而滑利，不能进入脉中而受脉道约束，所以循行于皮肤之中、肌肉之间，熏蒸于内脏之间的膜，布散于胸腹。如果逆于营卫之气就会发生疾病，顺从营卫之气就能使病愈，总之，不与风寒湿邪气相合，就不会发生痹证。

【要点解析】

癌证的发生与营卫二气关系密切。若营卫功能正常，风寒湿邪不易侵袭人体，则不会发生癌证；若营卫功能失常或营卫虚损，正气抗邪能力下降，人体易频繁遭风寒湿邪外袭，日久则可发生癌证。原文强调癌证的发生，既有风寒湿外袭，又有体内脏腑营卫功能的失调，内外相合，才导致癌证的发生。《内经》的这一认识为临床运用调和营卫之法治疗癌证提供了理论依据（表6-7）。

表 6-7　营气与卫气的生理区别

营卫	来源	性质	循行	分布	功能	属性
营气	水谷所化生的水谷精微中清净柔和的、具有营养作用的气	清静柔和	脉中	五脏六腑	营养周身化生血液	主内守属阴
卫气	水谷所化生的水谷精微中慄悍滑利的、具有温养作用的气	慄悍滑利	脉外	皮肤、分肉肓膜、胸腹	温养脏腑护卫肌表	主卫外属阳

第十五节　五体癌的典型表现

【原文阅读】

癌在于骨则重，在于脉则血凝而不流，在于筋则屈不伸，在于肉则不仁，在于皮则寒。故具此五者，则不痛也。凡癌之类，逢寒则虫，逢热则纵。（《素问·癌论篇第四十三》）

【原文大意】

癌在骨的表现为肢体沉重；癌在脉的表现为血液凝滞，运行不畅；癌在筋的表现为

关节屈而不伸；癌在肉的表现为麻木不仁；癌在皮肤的表现为皮肤寒冷。具有以上五种情况的癌证，疼痛的症状都不是很明显。大凡癌证之类，遇到寒冷就会表现为挛急，遇到温热就表现为缓解。

【要点解析】

本节论述了气候与癌证的症状：一般而言，各种癌证大多是遇到寒冷就会表现为挛急，遇到温热就表现为缓解。寒主收引，故癌病遇寒凉则气血凝滞而拘急，得温暖则气血得通而缓解。这些思想对临床分析癌病病机的思路有重要启发作用。大约有90%的关节炎患者对气候变化敏感，在阴雨天及寒冷气候，关节疼痛加重，晴天或温暖季节舒适。此由于这些患者的关节及周围血管神经功能不健全，血管舒缩缓慢且不充分和皮温升降迟缓的缘故。

第十六节　痿证的基本病机和临床特点

【原文阅读】

黄帝问曰：五脏使人痿何也？岐伯对曰：肺主身之皮毛，心主身之血脉，肝主身之筋膜，脾主身之肌肉，肾主身之骨髓。故肺热叶焦，则皮毛虚弱急薄，著则生痿躄[①]也。心气热，则下脉厥而上，上则下脉虚，虚则生脉痿，枢折挈，胫纵而不任地也。肝气热，则胆泄口苦，筋膜干，筋膜干则筋急而挛，发为筋痿。脾气热，则胃干而渴，肌肉不仁，发为肉痿。肾气热，则腰脊不举，骨枯而髓减，发为骨痿。（《素问·痿论篇第四十四》）

【词语注释】

①痿躄：泛指四肢痿废不用的病证。

【原文大意】

黄帝问道：五脏都可以使人发生痿病的道理是什么呢？岐伯回答说：肺主全身的皮毛，心主全身的血脉，肝主全身的筋膜，脾主全身的肌肉，肾主全身的骨髓。肺热灼伤津液，肺叶失养焦枯，不能输精于皮毛，则皮肤干枯无泽，肌肉消瘦拘急，热气日久留着不去，则发生肢体痿弱不能行走的痿躄。心气热，则血脉厥而上行，上行则下部脉虚，脉虚则发生脉痿，四肢关节弛缓如折，不能抬举，足胫纵缓不能站立于地。肝气热，则胆汁外泄而口苦，阴血耗伤不能滋养而筋膜干燥，筋脉拘急而挛缩，发为筋痿证。脾气热，则耗伤胃中津液而口渴，肌肉失于营养而麻痹不仁，发为肉痿证。肾气热，则精液耗竭，髓减骨枯而腰脊不能俯仰举动，发为骨痿证。

【要点解析】

1. 五脏气热是痿证的基本病机

痿证为五体失养的病证，因五脏藏精，濡养皮肉筋骨脉五体，故痿证病在四肢，本在五脏。若五脏气热，耗伤精血津液，不能濡养五体，则肢体痿软无力，不能随意运动，形成各种痿证。痿证的症状特点各有不同，根据病变累及五体部位的偏重，可以分为痿躄、脉痿、筋痿、肉痿、骨痿5种类型（表6-8）。

表6-8 五体痿证临床表现归纳表

病证	病机	相异症状	相同症状
痿躄	肺热灼伤津液，肺叶失养焦枯，不能输精于皮毛	皮肤干枯无泽，肌肉消瘦拘急，肢体痿弱不能行走	手足软弱无力，不能随意运动或行走，久则肌肉萎缩
脉痿	心气热，则血脉厥而上行，上行则下部脉虚	四肢关节弛缓如折不能抬举，足胫纵缓不能站立于地	
筋痿	肝气热，则胆汁外泄而口苦，阴血耗伤不能滋养筋膜	筋膜干燥，筋脉拘急而挛缩	
肉痿	脾气热，则耗伤胃中津液	口渴，肌肉失于营养而麻痹不仁	
骨痿	肾气热，则精液耗竭	髓减骨枯而腰脊不能俯仰举动	

2. 肺热叶焦是痿证的病机关键

痿证之根源在五脏精血津液的亏虚，然精血的输布依赖肺的宣发与肃降，才能在内渗灌五脏六腑，在外濡养四肢百骸。若肺热熏灼，津液受损，宣降失司，则五脏精气不足，五体失养，发为痿躄。"肺热叶焦"是五脏之痿的病机关键。

第十七节 痿证的病因病机和临床表现

【原文阅读】

帝曰：何以得之？岐伯曰：肺者，脏之长①也，为心之盖也。有所失亡，所求不得，则发肺鸣，鸣则肺热叶焦，故曰：五脏因肺热叶焦，发为痿躄，此之谓也。悲哀太甚，则胞络绝，胞络绝，则阳气内动，发则心下崩，数溲血也。故《本病》曰：大经空虚，发为肌痹，传为脉痿。思想无穷，所愿不得，意淫于外，入房太甚，宗筋弛纵，发为筋痿，及为白淫。故《下经》曰：筋痿者，生于肝，使内也。有渐于湿，以水为事，若有所留，居处相湿，肌肉濡渍，痹而不仁，发为肉痿。故《下经》曰：肉痿者，得之湿地也。有所远行劳倦，逢大热而渴，渴则阳气内伐，内伐则热舍于肾，肾者水脏也；今水不胜火，则骨枯而髓虚，故足不任身，发为骨痿。故《下经》曰：骨痿者，生于大热也。（《素问·痿论篇第四十四》）

【词语注释】

①脏之长：肺居五脏之上部，朝百脉而主治节，以维持生命活动。

【原文大意】

黄帝说道：痿病是怎样形成的呢？岐伯回答说：肺为诸脏之长，又为心的上盖，若遇有失意的事情，个人的愿望没能实现，则肺气郁而不畅，呼吸喘息有音，气郁为热，致使肺叶焦枯，不能敷布精血津液滋养周身。所谓五脏都可因肺热叶焦得不到营养而发为痿躄证，就是这个意思。若悲哀太过则心系拘急，心包之络脉阻绝不通，阳气不能外达而鼓动于内，迫血妄行，出现尿血。所以《本病》说：大的经脉空虚，则发生脉痿，最后可以转变为脉痿。如果思想贪欲无穷，愿望不能实现，意志散乱不收，房劳太过，可以导致筋痿，男子多见阳痿、滑精；女子多见带下病。所以《下经》说：筋痿之病生于肝，由于房劳过度所致。或者经常被水湿浸渍，水中作业，水湿留滞体内，或居处潮湿，肌肉经常受湿邪浸渍，久则肌肉麻痹不仁，发生肉痿。所以《下经》说：肉痿之病是久居湿地造成的。如果长途跋涉劳倦过度，又适遇气候炎热，汗多伤津而致口渴，阳热内损真阴，邪热内舍于肾，肾属水脏，今肾水不能制约火热，则骨枯而髓空，以致两足不能支持身体，发为骨痿证。所以《下经》说：骨痿之病是由于大热造成的。

【要点解析】

1. 痿证的病因病机

痿证的发病与内伤、外感的多种因素有关，但以内伤为主。一是情志不遂，气郁化火，灼伤精血，失养成痿。二为形劳过度，阳气炽张，耗气伤阴，虚热成痿。三为房劳过度，伤及肝肾，阴虚内热，遂成痿证。四为湿邪浸渍，闭阻阳气，蕴郁化热，酝酿成痿。五为外感暑热，劳倦不复，热盛阴亏，变生痿证（图6-9）。

2. 痿证和痹证的区别

痿证和痹证的病变部位都在四肢，病机变化均与五脏精气有关。痹证日久可以演变痿证，故两病应予以鉴别（表6-9）。

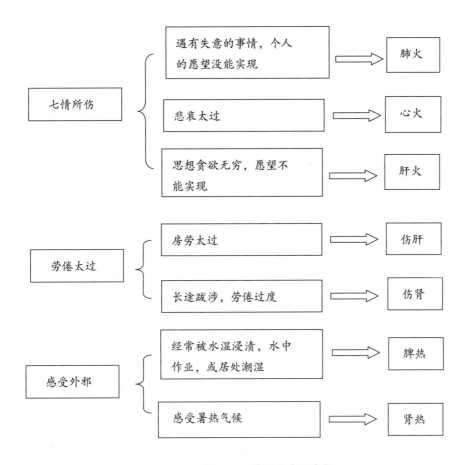

图 6-9 痿证的病因病机

表 6-9 痹证与痿证区别表

	痹 证	痿 证
病因	风寒湿邪等外感因素	情志、劳逸、外感等多种因素
病机	外邪痹阻，经脉不畅，营卫失和	五脏气热，肺热叶焦，精血不足
病性	实证为主	虚证为主
主症	肢体疼痛麻木	四肢痿废不用
病情变化	受季节气候因素影响	与季节气候无明显相关性

第十八节　痿证的治疗原则

【原文阅读】

帝曰：如夫子言可矣。论言治痿者，独取阳明何也？岐伯曰：阳明者，五脏六腑之海，主润宗筋^①，宗筋主束骨而利机关也。冲脉者，经脉之海也，主渗灌溪谷^②，与阳明合于宗筋，阴阳总宗筋之会，会于气街^③，而阳明为之长，皆属于带脉，而络于督脉。故阳明虚，则宗筋纵，带脉不引，故足痿不用也。帝曰：治之奈何？岐伯曰：各补其荥而通其俞，调其虚实，和其逆顺，筋脉骨肉，各以其时受月，则病已矣。（《素问·痿论篇第四十四》）

【词语注释】

①宗筋：众筋汇集处，泛指全身筋膜。

②溪谷：指肌肉分腠。肉之大会为谷，肉之小会为溪。

③气街：穴名，又名气冲，位于横骨两端鼠蹊上1寸，属足阳明经。

【原文大意】

黄帝说道：先生所谈的痿证很好，但医论上说治痿证应独取阳明，是什么道理呢？岐伯回答说：阳明属胃，是五脏六腑精气的源泉，能够润养宗筋，筋膜主约束骨骼而使关节活动自如。冲脉为十二经脉气血汇合的地方，主输送精气以渗灌溪谷，滋养肌肉分腠，与阳明经会合于前阴，此阴阳二脉总统诸脉，会合于气街，气街为阳明脉气所发，故阳明为诸经的统领，它们又都连属于带脉，而络系于督脉，所以阳明胃脉亏虚则宗

筋失养而纵缓，带脉不能收引，因而两足痿弱不用。黄帝问道：怎样进行治疗呢？岐伯回答说：根据受病之经的不同情况而治之，补其荥穴以致气，通其俞穴以行气，补虚泻实，调和经脉逆乱，并根据各脏腑所主的季节进行针刺治疗筋脉骨肉的痿证，病就可以痊愈。

【要点解析】

1. 基本治则，治痿者独取阳明

痿证病位在五体，病机是精血不足，治疗以化生气血为主，故"治痿者独取阳明"，其依据有二：首先，足阳明胃为五脏六腑之海，精血津液化生之源。阳明盛则五脏精气盈满，五体得养；阳明虚则精血津液不足，筋脉失养，足痿不用。其次，冲脉为十二经脉之海，与阳明会聚于阳明经的气街穴，能将阳明之气血渗灌于溪谷，布达于周身，以润养筋膜，诸筋得养，则关节滑利，运动自如。所以治疗痿证当"取阳明"，以化生精血，充实冲脉，为治疗痿证的关键（表6-10）。

表6-10　治痿独取阳明原理表

阳明属胃，是五脏六腑精气的源泉，能够润养宗筋，筋膜主约束骨骼而使关节活动自如	生理方面	冲脉为十二经脉之海，与阳明会聚于阳明经的气街穴，能将阳明之气血渗灌于溪谷，布达于周身，以润养筋膜
		带脉约束诸经，与阳明经有络属关系
		督脉统领全身阳经，与阳明经有络属关系
	病理方面	冲脉失养，则不能渗灌谿谷
		带脉不能收引，不能约束诸经
		督脉不能统领阳经，阳经失于温煦

2. 辨证论治，各补其荥通其俞

治疗痿证须根据痿证的病位、虚实证候进行辨证论治。辨脏腑经脉病位之所在，采取虚则补之、实则泻之的治疗原则，如针刺荥穴以补其气，针刺俞穴以通其气。如筋痿者，取阳明、厥阴经的荥穴和俞穴；脉痿者，取阳明、少阴经的荥穴和俞穴等。

3. 因时制宜，各以其时受月

痿证的发病以五脏精气虚衰为本，然脏气法于时气，脏腑经脉有盛衰开合的不同，选择适宜的治疗时机，根据脏腑主时"因时制宜"治疗也是治疗痿证的重要原则。

小结

本章选择 5 篇涉及病证内容的原文，对这些疾病进行了系统论述，主要内容如下：

1. 热病的概念、传变规律、主症特点、治法及饮食禁忌。热病是指感受外邪引起、以发热为主症的一类疾病；其传变按照太阳、阳明、少阳、太阴、少阴、厥阴的次序由外而内进行；其症状特点主要表现为经脉循行部位的异常，以实证、热证为主；其治疗强调分经论治，病在三阳，宜浅刺泄热，病在三阴，宜深刺泄热；热病过程中禁多食、禁食肉，否则易导致热遗和食复。

2. 咳嗽的病因病机、辨证方法。咳的发病特点是"外内合邪"，外感寒邪、内伤寒饮寒食，两寒相合，导致肺失肃降，上逆而咳。咳的基本病位在肺，但五脏六腑之病都会影响到肺而发为咳。五脏咳多兼有疼痛，六腑咳多兼有吐泻。咳与肺胃二脏关系最为密切。

3. 急性胸腹疼痛的病因病机及临床表现。疼痛可由多种病因引起，但以寒邪为主。寒邪客于经脉导致气血不通、气血减少或经脉拘急牵引，是引起疼痛的基本机理。疼痛的辨证以问诊为主，通过问诊了解疼痛的部位、对寒热和按揉的反应等，以辨别其病变位置、证候的寒热虚实等，同时还要四诊合参。

4. 痹病的病因病机、分类、症状与治疗原则。痹病外因是风寒湿三气杂至，内因是营卫之气运行逆滞，外内相合则导致经脉气血闭阻不通而发生肢体关节疼痛。根据感受风、寒、湿气的多少，痹病分为行痹、痛痹和著痹；根据邪气侵犯的部位，有五体痹、五脏痹、六腑痹之分。其治疗强调"各随其过"的辨证论治和"从其气则愈"的调畅营卫法。

5. 痿病的病因病机和治疗原则。痿病的主要病机是五脏气热，其中以"肺热叶焦"为主要机理。导致五脏气热的原因，涉及七情内伤、远行劳倦、外感邪热。治疗痿病的原则有三：一是"治痿者，独取阳明"，二是"各补其荥而通其俞，调其虚实，和其逆顺"，三是因时制宜。

思考题

1. 为什么"热病"又称"伤寒"？

2. 试述六经热病的临床特点以及外感热病的传变规律。

3. 外感热病的治疗大法？

4. 结合《素问·热论》，谈谈外感热病恢复期在饮食方面有哪些注意事项？

5. 结合《素问·咳论》，谈谈咳嗽的病因病机？其发病与哪些脏腑相关？

6. 五脏咳和六腑咳有何联系？如何指导临床？

7. 请谈谈肺和胃与咳嗽之间的关系。

8.《素问·举痛论》所说的急性胸腹疼痛是什么原因导致的？

9. 请你谈谈引起痹证的外因和内因有哪些？

10. 举例说明你知道的以痹命名的病证？

11. 痹证的预后可以从哪些方面分析？

12. 五体痹与脏腑痹的关系有什么关系？决定着五体痹发展为五脏痹或六腑痹两种不同转归的关键因素是什么？

13. 痿证与痹证有何联系和区别？

14. 如何理解"饮食自倍，肠胃乃伤"？对日常饮食有何启示？

15. 从营卫之气与痹证的关系，你能得到哪些临床启示？

16. 为什么说"肺热叶焦"是痿证的病机关键？

17. 痿证的主要病因有哪些？痿证与痹证如何鉴别？

18.《素问·痿论》强调治疗痿证要注重阳明经的调理，谈谈在临床中该如何应用这一理论？

（吴颢昕　董尚朴　李花　鲁明源）

第七章

诊 法

诊法，是收集临床资料的手段，是诊断疾病的方法。《内经》中有关诊法的内容非常丰富，既有专篇论述，又散见于许多篇章之中。事实证明，在《内经》成书时期的古代医家非常重视诊法，而且积累了不少经验，取得巨大成就。

《内经》诊法不外乎望、闻、问、切四个方面，统称为四诊。《内经》关于诊法的思维方式和理论观点一直为后世所遵循，并为中医诊断学的发展奠定了基础。

本章选取了《素问》中最具代表性的、论述诊法的专篇《脉要精微论》以及涉及诊法的《五脏别论》和《平人气象论》中的部分内容。

第一节　清晨诊病与四诊合参

【原文阅读】

诊法常以平旦，阴气未动，阳气未散，饮食未进，经脉未盛，络脉调匀，气血未乱，故乃可诊有过之脉。切脉动静而视精明，察五色，观五脏有余不足，六腑强弱，形之盛衰，以此参伍，决死生之分。（《素问·脉要精微论篇第十七》）

【原文大意】

诊脉一般应该选择在清晨时刻，因为此时人体阴阳之气尚未扰动、散乱，还未进饮食，经脉中气血未亢盛，络脉中气血调匀，气血运行未受扰乱，所以可诊察有病的脉象。在细心诊察脉象的动静变化之时，还要视察患者的眼睛、审察他的面色，了解五脏六腑的功能强盛或虚弱，观察形体的壮盛或虚衰，把这些资料彼此参验互证，可以作为判断疾病预后吉凶的区别点。

【要点解析】

1. 诊脉以平旦为宜

脉诊是四诊中最具神秘色彩而且难以掌握的诊法，所以诊脉要求患者要安静，尽量减少干扰。本节提出了"诊法常以平旦"，道理有两点：①因为此时人体阴阳之气尚未扰动耗散，处于平静状态。②患者此时饮食未进。《内经》认为饮食对经脉中的气血运行有影响，自然对脉诊就会有影响，尤其是辛热之品，更能扰动经脉。除了饮食因素之外，其他因素，如劳作、情绪、气候等均能影响脉搏的搏动，干扰脉诊。由于平旦患者刚刚睡醒，未进饮食，尚未劳作，未受外界环境的干扰，阴气、阳气未被扰动，也未耗散，经络调匀，气血平静，脉象可真实地反映出机体内在的五脏六腑各自盛衰情况，亦可准确地表现出邪气所在的部位及其盛衰情况，因而利于诊断疾病。

2. 多种诊法合参

本节在论述切脉的同时，还与察神望色，以及审察脏腑的强弱和形体的盛衰，多法并用，彼此相参互证，才能全面把握病情，"决死生之分"。多种诊法共同使用，是《内经》诊法的一贯思想。不同的症状，需要用不同的诊法去了解，如有的病较明显地反映在神色方面，则需望而知之；有的脉象变化显著，则需切而知之；有的语声改变突出，分泌物、排泄物气味则需闻而知之；有些病之隐情，则需问而知之。因此，需四诊合参，全面收集临床资料，整体分析，方能做出正确的诊断。

第二节　诊气血是脉诊的重要内容

【原文阅读】

夫脉者，血之府也。长则气治，短则气病，数则烦心，大则病进。上①盛则气高，下盛则气胀，代②则气衰，细则气少，涩则心痛。浑浑革至如涌泉，病进而色弊；绵绵其去如弦绝，死。（《素问·脉要精微论篇第十七》）

【词语注释】

①上：指寸口脉关前部。寸口，指腕部桡骨内侧脉动之处用以切脉的部位，又称脉口、气口，分为寸、关、尺三处，可以诊断五脏六腑等全身状况。

②代：指代脉，脉搏表现为跳动中有

一停止，并且停止有节律。代脉多提示脏气衰微。

【原文大意】

脉是血所汇聚的处所。长脉表示尽管人体内有邪气但人体气血尚能治理。短脉表示气血有病变。数脉多见烦心症状。脉大提示病情在继续发展。寸口脉关前部脉来盛满，提示气机上逆；寸口脉关后部脉来盛满，表示气胀于下。代脉说明脏气衰败。细脉主气血虚少。涩脉常见于心痛。脉来滚滚而急如泉水涌出一般，是病势加剧，兼见气色败坏；脉微细欲绝，似有似无，忽然如琴弦断绝一样，均是病危的征象。

【要点解析】

通过本节可知诊断脉象应从以下三个方面进行：其一，观察脉体形状。如脉动的长短、粗细，脉体的大小等，以了解病证的虚实和把握病势的发展。其二，观察脉的频数与节律，用以判断脏气的盛衰情况。其三，对比脉象上下分部的不同，了解病位之所在。通过对上述脉象及主病的论述，说明脉诊的应用要领，对脉诊的应用起到了提纲挈领的作用。

血液的运行要靠气的推动，所以脉搏不仅反映了血液流动的情况，更能反映人体内生命之气的情况。本节所举十一种脉象里，有六种言诊"气"之状况，故脉诊可诊全身气血的道理不言自明。脉诊的内容当然很多，但诊全身之气血是最基本的内容，也是最根本的内容（表7-1）。

表 7-1　脉象临床诊断意义举例表

脉象表现	反映病证
脉体较长，超过本位	尽管内有邪气但人体气血尚能治理
脉体较短，不及本位	表示气血有病变（气血功能不及）
脉搏次数较快	心神烦乱
脉体洪大	病邪亢进
脉体上部（靠近手腕）亢盛	气机向上厥逆
脉体下部（肘部方向）亢盛	气胀于下
脉搏有节律地停止一下	说明脏气衰微
脉体细小	气血虚少
脉搏涩滞	气血瘀滞容易心痛
脉来滚滚而急如泉水涌出一般	病势正在加剧，体内精气败坏
脉微细欲绝，似有似无，忽然如琴弦断绝一样	体内精气衰竭，是病危的征象

第三节　观察面色和眼睛的要点

【原文阅读】

　　夫精明五色者，气之华也。赤欲如白裹朱，不欲如赭；白欲如鹅羽，不欲如盐；青欲如苍璧之泽，不欲如蓝；黄欲如罗裹雄黄，不欲如黄土；黑欲如重漆色，不欲如地苍。五色精微象见矣，其寿不久也。夫精明者，所以视万物，别白黑，审短长。以长为短，以白为黑。如是则精衰矣。（《素问·脉要精微论篇第十七》）

【原文大意】

　　人的面部色泽是五脏精气荣华的反映。红色应该像用白色的丝织品包裹着朱砂那样白里透红，而不能像赭石那样色赤带暗紫无光泽；白色应该像鹅的羽毛那样明润，不可像盐那样白而带灰暗色；青色应该像苍绿的玉石那样有光泽，不可像蓝草那样青而暗滞；黄色应该像黄色丝织品裹着雄黄那样黄而润泽，不可像黄土那样枯暗不泽；黑色应该像用大漆反复刷过的漆器那样黑而油亮，不可像地上的尘土那样灰暗。假如五脏真色暴露于外，这是真气外脱的征象，人的寿命也就不长了。眼睛具有观察事物，分辨黑白，审察长短的作用。如果长短不明，黑白不清，这是五脏精气已经衰败了。

【要点解析】

1. 望色要点

　　望面色是望诊中较先得到的病情资料，好似容易得之，但实际上真正要做好亦并非容易之事，需要聚精会神、深入细致地去察看，稍不留意就会有误。所以望面色，抓其要点就显得十分重要。本节对望面色就提出了五色的"欲"与"不欲"，可谓是望面色的要点，对临床有着重要的指导意义。五色"欲"的精神实质是，不论何种颜色，应是明润光泽，含蓄不露，表示内脏精气不衰，能够内守，阴平阳秘，即使有病，预后亦良好；五色"不欲"的精神实质是，不论何种颜色，如果晦黯无泽，枯槁暴露，说明内脏精气衰败，不能内守，阴阳离决，预后不良（表7-2）。

表 7-2　诊察五色要点归纳表

	特点	预后	五色				
			赤	白	青	黄	黑
五欲色	明润含蓄	无病或病轻	像用白色的丝织品包裹朱砂那样，白里透红	像鹅的羽毛那样明润	像苍绿的玉石那样有光泽	像罗布裹雄黄那样黄而润泽	像重漆的漆器那样，黑而油亮
五不欲色	晦暗不泽	病重或病危	像赭石那样色赤带暗紫无光泽	像盐那样白而带灰暗色	像蓝草那样青而暗滞	像黄土那样枯暗不泽	像地上的尘土那样灰暗

2. 望眼要点

眼睛是人内在精气、神气集中的外在表现之处。望眼睛的要点是望眼神，望眼神首先要看眼睛的基本功能，如果黑白不分、长短不辨，眼睛的基本功能已经丧失，就说明了五脏六腑的精气衰败。

第四节　五脏失守则预后凶险

【原文阅读】

五脏者，中之守也。中盛脏满，气盛伤恐者，声如从室中言，是中气之湿也。言而微，终日乃复言者，此夺气也。衣被不敛，言语善恶，不避亲疏者，此神明之乱也。仓廪不藏者，是门户不要也。水泉不止者，是膀胱不藏也。得守者生，失守者死。(《素问·脉要精微论篇第十七》)

【原文大意】

五脏居于体内，各司其职守。腹中气盛，脏气胀满，气壅而喘，时常恐惧的，且言语声如从屋室中传出，重浊不清楚，这是中焦之气被湿邪困遏所致。言语低微且整日重复不休的，这是肺气被劫夺的证候。衣被不知敛盖，言语不知善恶，不避亲疏远近的，这是神明错乱的表现。脾胃运化水谷的功能不能藏守，大便失禁是幽门、阑门、魄门等门户不能约束的缘故。小便失禁的，这是肾与膀胱功能失于藏守。五脏职守得以维持的则有生机；五脏职守失于维持的，预后凶险。

【要点解析】

本节列举诸多病症，或表现于脏腑，或表现于形体，或气息音声有变，或神态失常，或二便失常；其诊法，或需闻诊，或需望诊，或需问诊，均强调了"五脏者，中之守也"。因为人全身各种机能活动：视、听、嗅、言语、二便的排泄，都是以五脏为主宰的，形神活动所需的各种精气均由五脏所藏，五脏坚固，藏而不泻，这是各种机能活动的根本。不仅"夺气""神明之乱"是明显五脏不守，即使六腑虚弱，传化失常，其根本也属于五脏不守（表 7-3）。

表 7-3　闻诊问诊临床意义表

诊法	临床表现	诊断意义
闻诊	语声重浊	中焦之气被湿邪困遏
	言语低微且整日重复不休	肺气被劫夺
	言语不知善恶，不避亲疏远近	神明错乱
问诊	脘腹胀满	脾胃之气阻滞
	大便失禁	幽门、阑门、魄门等门户不能约束
	小便失禁	肾与膀胱功能失于藏守

第五节 五脏失强则全身衰惫

【原文阅读】

夫五脏者，身之强也。头者精明之府，头倾视深，精神将夺矣。背者胸中之府，背曲肩随，府将坏矣。腰者肾之府，转摇不能，肾将惫矣。膝者筋之府，屈伸不能，行则偻附，筋将惫矣。骨者髓之府，不能久立，行则振掉，骨将惫矣。得强则生，失强则死。(《素问·脉要精微论篇第十七》)

【原文大意】

五脏精气是身体强健的根本。头为五脏精气神明之府，如见头部低垂无力，两眼凹陷无神，是五脏精气神明将要衰败。背部是胸中心肺所悬之所，如出现脊背弯曲，两肩下垂，提示心肺两脏精气将要败坏。肾外应于腰部，如腰脊转摇不利，说明肾的精气将要衰惫。膝部是筋脉聚汇之处，膝关节屈伸不利，行步时身体弯曲不挺，须依附拐杖的，提示筋将衰惫。骨是骨髓的汇聚之处，若不耐长久站立，行步时就振摇颤抖，说明骨将衰惫。形体强健则有生机，形体衰惫的则预后凶险。

【要点解析】

人作为一个有机整体，是以五脏为中心，形成一个统一协调的五大系统，形神活动所需的各种精气均由五脏所藏，五脏坚固，藏而不泻，这是身健之本。所以各种形体的活动：站立起卧、跑跳行走，受内在五脏的主持，故五脏坚固则形体强健有力，运动灵活；五脏虚弱，外在形体亦虚弱不强，

功能衰退（表7-4）。

表7-4 五脏失强临床表现及诊断意义表

部位	临床表现	诊断意义
头部	头部低垂无力，两眼凹陷无神	五脏精气神明将要衰败
背部	脊背弯曲，两肩下垂	心肺两脏精气将要败坏
腰部	腰脊转摇不利	肾的精气将要衰惫
膝部	膝关节屈伸不利，行步时身体弯曲不挺，需要依附拐杖	筋将衰惫
胫部	不耐长久站立，行步时就振摇颤抖	骨将衰惫

第六节 寸口脉搏可知脏腑气血变化

【原文阅读】

帝曰：气口何以独为五脏主？岐伯曰：胃者水谷之海，六腑之大源也。五味入口，藏于胃以养五脏气，气口亦太阴也，是以五脏六腑之气味，皆出于胃，变见于气口。故五气入鼻，藏于心肺，心肺有病，而鼻为之不利也。(《素问·五脏别论篇第十一》)

【原文大意】

黄帝问道：为什么仅从诊察寸口就能知道五脏的病变呢？岐伯回答：胃是容纳饮食物的处所，六腑运行的源泉。饮食五味入口后，储留于胃，用以滋养五脏功能活动。寸口属于手太阴肺经，也与足太阴脾经关系密切。所以五脏六腑的气血，都来源于胃，并从气口部位表现出来脏腑气血的变化。自然界的清气从鼻而入，储藏于心肺，所以心肺有病变，鼻的功能也会出现障碍。

【要点解析】

本节讲述了寸口如何测知人体五脏六腑气血的变化，原因在于：

第一，寸口脉属于手太阴肺经。肺主气、主治节和肺朝百脉。肺主气是指通过肺呼吸自然界清气，并与水谷之气相结合而为宗气，宗气具有推动脉中气血运行的作用；肺主治节是指肺能调节脏腑气血，使之正常运行而不紊乱；肺朝百脉是由于肺脉为十二经脉之始终，全身经脉气血都要朝会于肺，然后在肺的宣降作用下，通过"百脉"将气血、津液、水谷精微运行到各脏腑器官。因此，五脏六腑的盛衰情况，必然会在肺脉上反映出来。

第二，寸口脉与脾胃之气的密切联系。寸口脉虽为手太阴肺经的动脉，但手太阴肺经起于中焦，正是这种生理上的联系，使脾运化水谷精微，必先上输于肺，通过肺朝百脉在输送到全身，故肺经寸口脉就能反映脾胃的盛衰变化。五脏六腑、四肢百骸都是依靠脾胃输送水谷精微来供养，胃气的盛衰强弱直接影响到脏腑精气之盛衰，胃气在五脏六腑的生理机能活动中起着极为重要的作用。因此，一般切脉诊病时，把测定脉中有无"胃气"作一项极其重要的内容，通过诊脉可以间接地推知胃气的盛衰变化、脏腑生理功能状态以及相应的病理变化。

第三，寸口脉还能反映肾气的变化。手太阴肺经的输穴"太渊"有代替原穴的作用。原穴是先天原气（元气）所灌注之处。"太渊"是肺经的原穴，当然能反映肾中元气的变化情况。因而，诊察寸口脉既可得知宗气、水谷精气、元气的变动情况，又可了解五脏六腑的功能动态，是诊脉的最理想部位。

第七节　全面诊察与临证三不治

【原文阅读】

凡治病必察其下，适其脉，观其志意，与其病也。拘于鬼神者，不可与言至德；恶于针石者，不可与言至巧。病不许治者，病必不治，治之无功矣。（《素问·五脏别论篇第十一》）

【原文大意】

一般在治疗疾病时，医生必须诊察患者全身上下的情况，诊察脉象，观察患者精神情志变化，以及相关症状表现。对于迷信鬼神的患者，不用与他谈论医学理论；对于厌恶针石疗法的患者，不用与他谈论医疗技术；对于不愿意接受治疗的患者，他的病痛一定不能治好，即使勉强治疗也是没有效果的。

【要点解析】

在治疗疾病时，《内经》强调医患之间的配合，重视患者的意志对于疾病治疗预后的影响，意志不仅影响、控制人的注意力，而且影响人的本体意识、情绪等精神活动，甚至将"意志"作为高级精神活动的代名词，认为其可以主宰人的形体等活动，并能影响治疗效果。

第八节 虚里诊的部位与脉象

【原文阅读】

胃之大络，名曰虚里，贯鬲络肺，出于左乳下。其动应衣，脉宗气也。盛喘数绝者，则病在中，结而横有积矣。绝不至曰死。乳之下，其动应衣，宗气泄也。(《素问·平人气象论篇第十八》)

【原文大意】

胃经大络起点，叫作虚里。从胃中向上穿过横膈而上络于肺，出于左乳下，其脉搏动应手，这是诊察宗气状况的部位。倘若跳动极剧，并且极快，这是病在胸中的征象；若见脉动时有间歇停止，横于指下，说明心中有瘀血积聚；倘若脉象断绝而停止，这就危及生命。假若左乳下搏动太过，会见到衣服随之跳动，这是宗气外泄的表现。

【要点解析】

虚里诊法是《素问·平人气象论》中所讨论的一个重要内容。诊虚里可以候宗气的原因如下，宗气是胃府水谷之气所化，与吸入之清气相合积于胸中，宗气的产生与胃气相关，故胃气强则宗气盛、胃气弱则宗气衰。虚里既为胃之大络，故宗气盛衰自然可通过其络反映于心尖搏动处，而宗气之盛衰又间接反映了胃气之强弱，此与寸口脉测胃气之原理相似。

虚里诊法的诊断意义：

首先，定病位，若其搏动急数、频有间歇，多系上焦心肺有疾。

其次，定病性，若其搏动慢且有力，横格于指下，偶有间歇，多系气滞血瘀，内有积聚。

第三，定预后，若其搏动中断、绝而不复，或搏动剧烈、引衣而动，多系胃中气绝、宗气衰败甚则大泄，预后不佳（表7-5）。

表 7-5 虚里常见病脉及诊断意义表

虚里病脉	诊断意义
脉跳急剧，甚至极快	病在胸中
脉搏时有间歇，横于指下	心中有瘀血积聚
脉象断绝停止	宗气衰败，预后不良
脉搏跳动太过，可见衣服随之跳动	宗气外泄

小结

《内经》认识疾病、诊断疾病的基本原理是在整体观的指导下，认为事物之间存在着有机的联系，人体生命本质与现象、内在组织结构与外在功能之间是统一体，人体与外在环境之间也存在有机联系，其内在本质必定通过外在表象反映出来。在具体运用中，《内经》提出了诊病的要求，提示医生诊病应当在安静环境下进行，要求医生应该专心致志，并指出诊病必须四诊合参，全面审察，综合分析，准确判断。同时有关脉象主病，视精明、察五色的善恶，察五脏得守失守，察形之盛衰以知五脏得强失强均是本章的重要内容。关于寸口能测知全身五脏六腑气血变化的观点对后世脉诊影响极大。

思考题

1.要求在清晨给患者诊脉的道理是什么？举例说明常见脉象的主病。

2.诊察面色和精明的要点是什么？

3.如何理解"得守者生，失守者死"和"得强则生，失强则死"？

4.为什么从寸口脉能测知全身五脏六腑气血的变化？

5.为什么对于不愿意接受治疗的患者，他的疾病不容易被治好？

6.诊虚里的临床意义有哪些？

7.从《内经》诊法的理论和观点中，你发现了哪些中医特色思维方式？

（周发祥　陈子杰）

第八章

治则治法

治则治法包括治疗疾病的原则和具体方法两部分。在天人相应整体观指导下,《内经》提出了治病求本、顺应自然、平衡阴阳、补虚泻实、扶正祛邪、正治反治、因势利导、三因制宜、同病异治、异病同治、标本缓急等治疗原则,以及药物、针刺、砭石、情志、火焫、热熨、导引、按跷等具体治疗方法。这些治疗原则及方法充分反映了古代医家以人为本的整体医学思想,至今对于临床实践仍具有重要指导意义和实践价值。

有关治则治法理论散见于《内经》多篇,本章集中讲解《素问》的《异法方宜论》《阴阳应象大论》和《至真要大论》等篇的部分内容。

第一节　治法随不同地域常见病各异而有所不同

【原文阅读】

东方之域,天地之所始生也。鱼盐之地,海滨傍水,其民食鱼而嗜咸,皆安其处,美其食。鱼者使人热中,盐者胜血,故其民皆黑色疏理。其病皆为痈疡,其治宜砭石①。故砭石者,亦从东方来。

西方者,金玉之域,沙石之处,天地之所收引也。其民陵居而多风,水土刚强,其民不衣而褐荐,其民华食而脂肥,故邪不能伤其形体,其病生于内,其治宜毒药。故毒药者,亦从西方来。

北方者,天地所闭藏之域也。其地高陵居,风寒冰冽,其民乐野处而乳食,脏寒生满病,其治宜灸焫②。故灸焫者,亦从北方来。

南方者,天地所长养,阳之所盛处也。其地下,水土弱,雾露之所聚也。其民嗜酸而食胕,故其民皆致理而赤色,其病挛痹,其治宜微针。故九针者,亦从南方来。

中央者,其地平以湿,天地所以生万物也众。其民食杂而不劳,故其病多痿厥寒热。其治宜导引按跷③,故导引按跷者,亦从中央出也。

故圣人杂合以治,各得其所宜,故治所以异而病皆愈者,得病之情,知治之大体也。(《素问·异法方宜论篇第十二》)

【词语注释】

①砭石:用石制成的医疗工具,如石针、石片,用以刺痈疽以排出脓血。

②灸焫:指用艾灸、火罐、火针等治疗疾病的方法。

③导引按跷:指古人运动身体、调节呼吸以及按摩等养生保健方法。

【原文大意】

东方地区，得天地始生之气，气候类似于春天一般温和，是出产鱼和盐的地方，由于靠近海挨着水，当地居民喜欢吃鱼和盐一类的食物，他们习惯住在这个地方，也很习惯这样的饮食。但是鱼吃多了，会使热邪滞留肠胃；盐吃多了，会损伤血脉。当地的人们，大都皮肤色黑，肌理松疏，所发生的疾病，多是痈肿疮疡一类。在治疗上，适合用砭石治疗，因此说，砭石疗法，是从东方传来的。

西方地区，出产金玉，是沙漠地带，具有自然界秋季收敛的气象。那里的人都是依山而居，其地多风沙，水土性质又偏硬。当地居民的生活，在衣物上，不穿丝绵，多穿着毛布和茅草编织的衣服；在饮食上，讲究吃些鲜美东西，这会使人肥胖起来，这样，虽然外邪不易侵犯他们的躯干，但是，由于饮食、情志等问题，很容易在内脏里发生疾病。在治疗上，就需用药物，因此说，药物疗法，是从西方传来的。

北方地区，像自然界冬季闭藏的气象、地高，人们住在山岭上边，周围环境是寒风席卷，冰冻大地。该地居民，过着游牧生活，随时住在野地里，吃些牛羊乳汁。这样，内脏就会受寒，容易发生胀满的病，在治疗上，应该使用灸焫，因此说，灸焫疗法，是从北方传来的。

南方地区，类似于自然界长养万物的夏季气候，是阳气最盛的地方。地势低洼，水土卑湿，雾露多。该地的居民，喜欢吃酸类和腐臭的食品；人们的身体，皮肤致密而带赤色，这里经常发生拘挛湿痹等病，在治疗上，应该使用微针，因此说，微针疗法，是从南方传来的。

中央地区，地势平坦多湿，是自然界中物产最为丰富的地方。那里人们食物的种类很多，生活比较安逸，所以人们发生的疾患，多是痿弱、厥逆、寒热等病。在治疗上，应该使用导引按跷的方法。因此说，导引按跷疗法是从中央地区产生的。

高明的医生汇集各种疗法，针对病情，给予恰当的治疗。所以尽管疗法不同，疾病却都能痊愈，这是由于能够了解病情，并掌握了治病大法的缘故啊！

【要点解析】

本节论述了五方地域不同，所生疾病各异，治法也异的道理，体现了"因地制宜"的原则。

1. 指出五方地域疾病各不相同

文中指出东南西北中五方地域不同，地势高低、气候寒温、生活习惯、饮食习惯差异很大，所致疾病也各不同，因此，在治疗时，应当分别采取不同的治疗方法。提示医生临床诊治疾病时，必须结合自然环境、地域气候特点及体质差异，合理地选用治疗方法（表8-1）。

2. 强调"因地制宜"

"因地制宜"医学思想源于古代医家长期的医疗实践。古代医家们在实践中发现，地域气候特点、饮食生活习惯影响着人的体质，决定着疾病的特点和性质，"一病而治各不同，皆愈"是"地势使然"。故而，根据五方地域气候，针对不同体质与疾病，总结出了针刺、灸焫、毒药、导引等不同治疗方法。提示治疗疾病要从人与自然是一个有机整体的角度，根据自然地域气候环境及体

表 8-1 五方特点归纳表

五方	地理特点	生活方式	生理特点	常见疾病	治疗手段
东方	靠近海边	喜欢吃鱼和盐一类的食物	皮肤色黑，肌理松疏	痈肿疮疡	砭石
西方	沙漠地带，多风沙，水土性质又是刚强的	依山而居，不穿丝绸，多穿着毛布和草席，讲究吃些鲜美东西	肥胖	内脏疾病	药物
北方	地高，气候寒冷	游牧生活，随时住在野地里，吃些牛羊乳汁	内脏有寒	胀满	灸焫
南方	地势低洼，水土卑湿，雾露多，气候炎热	喜欢吃酸类和腐臭的食品	皮肤致密而带赤色	拘挛湿痹	微针
中央	地势平坦多湿，是自然界中物产最为丰富的地方	食物的种类很多，生活比较安逸		痿弱、厥逆、寒热等病	导引按跷

质特点诊治疾病。

第二节 因势利导和补虚泻实等治疗原则及具体治法

【原文阅读】

病之始起也，可刺而已；其盛，可待衰而已。故因其轻而扬之，因其重而减之，因其衰而彰之。形不足者，温之以气；精不足者，补之以味。其高者，因而越之；其下者，引而竭之；中满者，泻之于内。其有邪者，渍形以为汗；其在皮者，汗而发之；其慓悍者，按而收之，其实者，散而泻之。审其阴阳，以别柔刚。阳病治阴，阴病治阳。定其血气，各守其乡。血实宜决之，气虚宜掣引之。(《素问·阴阳应象大论篇第五》)

【原文大意】

在疾病的初起阶段，可用针刺法而治愈；病邪来势太盛时，可以等待到病势稍衰减时针刺，易于痊愈。病较轻浅的，可用宣扬发散的方法治疗；病较深重的，可用逐步攻泻的方法减轻病邪；气血虚衰的病证，用补益气血的方法使气血得到彰扬。形体阳气衰弱的，用温补阳气的药物治疗；阴精衰竭的，用填补真精的厚味药物治疗。病邪位于横膈以上的，用涌吐法使邪从上而去；病邪在腰部以下的，用攻下法引导病邪从下部而竭尽之。脘腹胀满的，用泻法祛除邪气。邪气在表的，可用热水浸浴身体取汗以祛除病邪；邪在皮肤的可用汗法使邪气发散；病势急猛的，宜及时抑制收伏病势。邪实的病证，表实用发散法，里实用攻泻法。审察疾病的阴阳属性，辨别阴证阳证，阴虚而阳亢的应当滋阴以配阳；阳虚而阴盛的应当温补阳气。安定气血，使气血循行于各自的经脉。血实证宜用逐瘀的方法治疗；气虚证宜用补气升提的方法治疗。

【要点解析】

本节以阴阳理论为指导，根据疾病轻重、气血阴阳表里虚实等不同表现，提出了因势利导、补虚泻实等治疗原则及具体治疗方法。

1. 因势利导原则

因势利导是指顺应事物发展的自然趋势，予以疏利引导。文中强调了因势利导的治疗原则，一是根据正邪盛衰趋势，择时治疗。例如，疾病的初起阶段，可用针刺法祛除邪气，使疾病痊愈；病邪来势太盛时，可以等待到病势稍衰减时针刺，有利于疾病痊愈。二是根据邪气性质和部位采取相应措施，使邪气从最便捷的途经排出体外。例如，病邪位于横膈以上的，用涌吐法使邪从上而去；病邪在腰部以下的，用攻下法引导病邪从下部而竭尽之。

2. 补虚泻实原则

盛者泻之，虚者补之。文中强调了扶助正气，祛除邪气这一补虚泻实的治疗原则。例如，形体阳气衰弱者用温补阳气的药物治疗，阴精衰竭者用填补真精的厚味药物治疗；气虚证宜用补气升提的方法治疗；邪实的病证，表实者用发散法，里实者用攻泻法（表8-2）。

表8-2　补虚泻实治法归纳表

其实者，散而泻之	因其轻而扬之 病之始起也，可刺而已	其有邪者，渍形以为汗	审其阴阳 以别柔刚
		其在皮者，汗而发之	
		其高者，因而越之	
	因其重而减之 其盛，可待衰而已	其下者，引而竭之	阳病治阴 阴病治阳
		中满者，泻之于内	
		血实宜决之	
		其慓悍者，按而收之	
虚者，温而补之	因其衰而彰之	形不足者，温之以气	定其血气 各守其乡
		精不足者，补之以味	
		气虚宜掣引之	

表8-2　补虚泻实治法归纳表

邪实的病证，表实用发散法，里实用攻泻法	病较轻浅的，可用宣扬发散的方法治疗	邪气在表的，可用热水浸浴身体取汗以祛除病邪	审察疾病的阴阳属性，辨别阴证阳证
		邪在皮肤的可用汗法使邪气发散	
		病邪位于横膈以上的，用涌吐法使邪从上而去	阴虚而阳亢的，应当滋阴以配阳；阳虚而阴胜的，应当温补阳气
	病较深重的，可用逐步攻泻的方法减轻病邪	病邪在腰部以下的，用攻下法引导病邪从下部而竭尽之	
		脘腹胀满的，用泻法祛除邪气	
		血实证宜用逐瘀的方法治疗	安定气血，使气血循行于各自的经脉
		病势急猛的，宜及时抑制收伏病势	
气血虚衰的病证，用补益气血的方法使气血得到补充	气虚证宜用补气升提的方法治疗	形体阳气衰弱的，用温补阳气的药物治疗	
		阴精衰竭的，用填补真精的厚味药物治疗	

3.阳病治阴，阴病治阳原则

文中强调要谨慎地审察疾病的阴阳属性，辨别阴阳的偏盛偏衰，阴虚而阳亢的，应当滋阴以配阳；阳虚而阴胜的，应当温补阳气。

本节介绍了灵活多样的治疗方法，例如药物、熏浴、按摩、针刺、泻血、发汗、涌吐等，对后世医学实践及发展产生了深远的影响。

第三节　逆治法的概念以及运用举例

【原文阅读】

寒者热之，热者寒之。微者逆①之，甚者从②之。坚者削之，客者除之，劳者温之，结者散之，留者攻之，燥者濡之，急者缓之，散者收之，损者温之，逸者行之，惊者平之，上之下之，摩之浴之，薄之劫之，开之发之，适事为故。（《素问·至真要大论篇第七十四》）

【词语注释】

①逆：指逆治法，寒性病用热药，热性病用寒药。逆治法又称正治法。

②从：指从治法，病情较重出现真热假寒、真寒假热的病症，用药的寒热属性与疾病表象相一致。从治法又称反治法。

【原文大意】

对寒性病采用温热法治疗，对热性病采用寒凉法治疗，病势轻浅的采用逆治法，病势较重出现假象的采用从治法，坚实有积块的病症采用削坚法，外邪侵袭的病症采用驱邪法，虚怯劳损的病症采用温补法，气血痰浊郁结的病症采用行气散结法，邪气留滞的病症采用攻逐法，燥伤津液的病症采用濡润法，筋脉拘急挛缩的病症采用舒缓法，精气耗散的病症采用收敛固涩法，亏损虚弱的病症采用温补法，痿痹瘫痪的病症采用行气活血法，惊悸不安的病症采用镇惊安神法。在治疗方法上，或上越，或攻下，或按摩，或药浴，或敷贴消蚀；或峻猛劫夺，或开泄，或发散，总以符合病情为原则。

【要点解析】

1.正治法的含义：指治疗用药的性质、作用趋向违逆疾病表象的治疗方法。

2.正治法的适用证：正治法适用于病变较轻，病情单纯，疾病表象与本质相一致的情况。如寒病表现为寒象，热病表现为热象，虚病表现为虚象，实病表现为实象等（表8-3）。

表8-3　正治法应用举例表

病证	病例	治法	方例
坚实有积块的病证	癥积、痃癖等	克伐推荡，活血化瘀	鳖甲煎丸、削坚丸等
外邪侵袭的病证	外感风寒、风热、风湿等	祛邪法，如发汗、祛湿等法	麻黄汤、银翘散、九味羌活汤等
虚怯劳损的病证	肝肾两虚、心脾两虚等	温养强壮	八味丸、归脾汤等

续表

病证	病例	治法	方例
气血痰浊郁结的病证	结胸、流注等	消痰散结、行气	陷胸汤、指迷茯苓丸等
邪气留滞的病证	停饮、停食、蓄水、经闭等	攻逐泻下	十枣汤、大承气汤、桃核承气汤、抵当汤等
燥伤津液的病证	口干、皮肤皲裂、大便困难等	滋润养阴	增液承气汤、琼玉膏等
筋脉拘急挛缩的病证	口噤项强、手足拘挛等	缓急解痉	资寿解语汤、芍药甘草汤、木瓜汤等
精气耗散的病证	遗精、遗尿等	收敛固涩	牡蛎散、金锁固精丸等
虚损一类的病证	气虚、血虚等	补益	四物汤、四君子汤等
痿痹瘫痪的病证	偏瘫等	行气活血、舒筋活络	大活络丹、小活络丹等
惊悸不安的病证	惊风、抽搐等	镇静、止惊	抱龙丸等
病位在上部的病证	膈上痰涎等	涌吐法	瓜蒂散等
病位在下部的病证	大便秘结、小便不通等	通利二便法	大承气汤、五苓散等

第四节　反治法的概念以及运用举例

【原文阅读】

帝曰：何谓逆从？岐伯曰：逆者正治，从者反治，从少从多，观其事也。帝曰：反治何谓？岐伯曰：热因热用，寒因寒用，塞因塞用，通因通用，必伏其所主，而先其所因，其始则同，其终则异，可使破积，可使溃坚，可使气和，可使必已。（《素问·至真要大论篇第七十四》）

【原文大意】

黄帝问道：什么叫逆治和从治？岐伯答道：违逆着病象用药的称正治法，顺从着病象用药的称反治法，至于所用药味以及剂量的多少，要根据病情而定。黄帝问道：什么叫作反治？岐伯回答说：用热药治疗假热证，用寒药治疗假寒证，用补益药治疗有阻塞假象的病证，用通利药治疗有通利假象的病证。要抓住疾病的根本加以制伏，首先要搞清疾病发生的原因。反治法运用的初始阶段，药性与假象相同，随着药效不断发挥作用，假象逐渐消失，真象显露，药性最终与病性是相反的。只有这样，才能破除积滞，消散坚癖，使气机调和，治愈疾病。

【要点解析】

1.反治法的含义：指治疗用药的性质和作用趋向顺从疾病表象的治法。

2.反治法的适用证：适用于病变较重，病情复杂，疾病表象与本质不完全一致的情况。如寒病表现出热象，热病表现出寒象，虚证表现出闭涩之象，积滞、瘀阻者表现出泻利之象等。从疾病表象而治，药性与之相同，但与疾病本质相逆（表8-4）。

表 8-4　反治法应用举例表

反治法	病例	方例
用热药治疗假热证	患者患少阴病，出现腹泻，完谷不化，里有真寒，外有假热，手足厥冷，脉象微小到似有似无而身上反不怕冷，患者面部呈现红色。	通脉四逆汤
用寒药治疗假寒证	伤寒病，脉象滑利而手足厥冷的，是里热所致。	白虎汤
用补益药治疗阻塞假象的病证	中焦脾胃阳气不足，出现腹胀、疼痛、脉弦等	理中汤
用通利药治疗有通利假象的病证	肠燥屎内结而致时泄臭水的病症	大承气汤

第五节　针对虚热证和虚寒证的治疗原则

【原文阅读】

帝曰：论言治寒以热，治热以寒，而方士不能废绳墨而更其道也。有病热者寒之而热，有病寒者热之而寒，二者皆在，新病复起，奈何治？岐伯曰：诸寒之而热者，取之阴；热之而寒者，取之阳。所谓求其属也。（《素问·至真要大论篇第七十四》）

【原文大意】

黄帝说道：在古医论中说，治寒病应当用热药，治热病应当用寒药，医生们既不能废弃这些准则，也不能改变这些规定。但是，临床上有些患者，热证用寒药治疗之后，反而热象更加严重；寒证用热药治疗之后，反而寒象更加严重，不但原来的寒或热二证仍然都还存在，又出现了新的病证，对此应当怎样治疗呢？岐伯回答说：凡是热证用了寒药治疗之后，反而热象更加严重的，应当取法于养阴；寒证用了热药治疗之后，反而寒象更加严重的，应当取法于补阳，这就是所谓推究疾病的本质是属于阴还是属于阳的道理。

【要点解析】

本节论述了针对虚热证和虚寒证的治疗原则。寒证或热证的治疗原则，一般遵循寒证用热药，热证用寒药的治则，但是，由于阳气不足导致阴寒内盛的虚寒证，应当温补阳气；由于阴精不足导致的虚阳偏亢的虚热证，应当滋补阴精。这是治疗虚寒证、虚热证的基本原则。

小结

本章强调了因地制宜的重要性；根据疾病轻重、邪正盛衰，提出了因势利导、补虚泻实的治疗原则；提出了正治法、反治法的概念及虚寒证、虚热证的治疗原则。

思考题

1.结合《素问·异法方宜论》，谈谈地域气候与体质和疾病的关系？

2.通过学习《素问·异法方宜论》，谈谈你对因地制宜的理解，如何将其运用于临床之中？

3.你对因势利导和补虚泻实的治疗原则是怎样理解的？

4.《素问·阴阳应象大论》所述治则丰富、方法多样（包括药物、熏浴、按摩、针刺、放血等），请你举例说明，其对后世临床实践产生了哪些重要的影响？

5. 有人说，反治法其实就是一种特殊的正治法，你是否同意这一说法？理由为何？

6.《素问·至真要大论》讲道：临床上某些患者，热证经用寒药或寒证经用热药治疗之后，不但原来的热证或寒证证仍然存在，又出现了新的病证。请你考虑一下，这里提到的"新的病证"可能分别会是什么呢？

（苏颖）

附 录

一、《黄帝内经》大事年表

公元	朝代	大事纪要
前 475 年	战国	《黄帝内经》中的主要内容约写作于此时
前 99 年	西汉	司马迁著成《史记》，书中虽载有医家医著，却未见有关《黄帝内经》的记载，《内经》最终成书年代应不早于此时
前 26 年		侍医李柱国校勘医书，《黄帝内经》18 卷成编，收录于刘歆《七略》（亡佚）之中。《内经》最终成书年代应不晚于此时
92 年	东汉	班固《汉书·艺文志·方伎略》著录有"《黄帝内经》18 卷"，这是现存文献的最早记载
210 年		张仲景《伤寒杂病论·自序》首次提及《素问》和《九卷》
256 年	晋	皇甫谧著《针灸甲乙经》10 卷，该书称《九卷》为《针经》
479 年	梁	全元起注《黄帝素问》8 卷（史称《素问训解》）（亡佚）。该书是按原篇逐字逐句阐释注解《内经》的第一家。现仅能从北宋·林亿所校订的《重广补注黄帝内经素问》中见到少量全氏注释
668 年		杨上善注《黄帝内经太素》30 卷（缺 5 卷）。该书将《素问》《针经》原文分为 19 类，每类分若干篇目并予注释。不仅开创《内经》分类研究之先河，而且经文保留原貌，注文也很精辟，极具文献价值
757 年	唐	《黄帝内经太素》约在此时传至日本
762 年		王冰次注《黄帝内经素问》24 卷，称《针经》为《灵枢》，该命名与王氏崇信道教有关。王氏的主要贡献和特点有：重新编次并多有增删；补入"七篇大论"；注释条理缜密，释词简明，理论多有发挥
1035 年		丁度等校正《黄帝内经素问》，惜已亡佚
1056 年	北宋	高保衡、林亿等校正《重广补注黄帝内经素问》，该书具有时间早、质量高、数量多等特点，成为《素问》定本并沿用至今
1111 年		骆龙吉著《内经拾遗方论》8 卷。骆氏鉴于《内经》所述疾病，虽有病因和证候，但缺方剂和治法，遂摘取其中 62 种病症加以注解，并为之拟定处方
1155 年	南宋	史崧校正家藏旧本《灵枢经》，成为《灵枢》定本并沿用至今

续表

公元	朝代	大事纪要
1368 年	元	滑寿《读素问钞》2 卷。首创选择分类研究法，即对《素问》反复研读后，先行删繁撮要，然后以类相从，分为藏象、经度、脉候、病能、摄生、论治、色诊、针刺、阴阳、标本、运气和汇萃 12 类，予以简要注释
1519 年		汪机著《续素问钞》。本书是在滑寿《读素问钞》基础上加以若干补充而成
1586 年		马莳著《素问注证发微》和《灵枢注证发微》各 9 卷。马氏将《内经》原文分成若干章节，然后分章分节予以注证。由于马氏素娴经脉、腧穴、针灸之术，加之注证认真，因而马注《灵枢》深得后人赞许
1594 年	明	吴崑《内经素问吴注》。吴氏继承王冰、林亿等人成果，对《素问》进行了删繁就简，引申发挥。他临床经验丰富，在注释及删节补正中有不少医理发挥。但因擅改经文和掺杂己见而受到后世批评
1624 年		张介宾著《类经》32 卷。该书《内经》全文分为 12 大类，并注明出处，条理井然，注解精彩。此外，张氏结合临床，对许多学术理论问题，附意阐发，以启后学
1642 年		李中梓《内经知要》2 卷。精选《内经》重要原文加以分类并予注释，共分 8 类。所选原文简炼实用，注释浅显易懂，见解独到，很受初学者欢迎，流传甚广
1670 年		张志聪著《黄帝内经素问集注》9 卷。该书是张氏与其门人集体注释。特点是既对经旨有深刻领悟，又不因循守旧，注释上有所创新，反映出阴阳、脏腑、气血等气化学说的特点
1672 年		张志聪著《黄帝内经灵枢集注》9 卷。介绍同上
1677 年		姚绍虞著《素问经注节解》。该书以王冰注为底本，参以《新校正》，复取张介宾、马莳等家参断之，对王注本进行适当改编和节略，斟酌损益，以纠王氏不足，既发皇经义，又联系实际，阐明己见，多有创意
1686 年	清	汪昂著《素问灵枢类纂约注》。该书摘取《素问》《灵枢》精要者，分为 9 类纂注。注释多引王冰、林亿、马莳、吴崑、张志聪等诸家之言，经过删繁、辨误，使其语简义明，并能结合临床经验阐释经旨
1695 年		高世栻著《黄帝素问直解》。高氏注释不落窠臼，直疏经旨，对衍文、错简、讹字，也常直解原文，并在注释中加以说明。除注释明白晓畅、要言不繁外，该书还在每篇之中分为数节，眉目清楚
1754 年		薛雪著《医经原旨》6 卷刊行。该书选录《内经》重要原文，参考张介宾《类经》注释为主，吸收了其他各家学说。书分摄生、阴阳、藏象、脉色、经络、标本、气味、论治和疾病等类
1755 年		黄元御著《素问悬解》和《灵枢悬解》。该书广搜博采，相互参照，对原文重新编次，注文条理分明，详略得当，颇有裨于明畅经旨。但在编次上有擅改经文之弊
1826 年		张琦著《素问释义》10 卷。该书沿用王冰本篇次，注文则多采林亿《新校正》、黄元御《素灵微蕴》及章和节的《素问阙疑》等几家校注，注释精练，释义多有所发挥

续表

公元	朝代	大事纪要
1755 年	清	黄元御著《素问悬解》和《灵枢悬解》。两书广搜博采，相互参照，对原文重新编次，注文条理分明，详略得当，颇有裨于明畅经旨。但在编次上有擅改经文之弊
1826 年		张琦著《素问释义》10 卷。该书沿用王冰本篇次，注文则多采林亿《新校正》、黄元御《素灵微蕴》及章和节的《素问阙疑》等几家校注，注释精练，释义多有所发挥
1872 年		胡澍著《黄帝内经素问校义》，未成而逝，仅存 32 条。胡氏精通声韵训诂，校勘法度谨严。该书博引诸子经籍，纠正原文讹误与注家偏失，勘正《素问》文字，穷及音韵训诂之原
1880 年		杨惺吾东渡日本，发现仁和寺本《黄帝内经太素》，并将影抄本带回
1907 年		俞樾著《诸子辨言·内经辨言》。俞氏长于正句读、审字义、辨假借。俞氏对《素问》难字疑句考据精详，探赜索引，辨讹正误，引证确切。惜该书仅限于《素问》，并只有 48 条
1909 年		于鬯著《香草续校书·黄帝内经素问》。于氏治学态度严谨和小学知识渊博，旁征博引，对《素问》102 条原文进行了校勘和训诂，论述精审，义理详明，创见颇多
1924 年	中华民国	肖延平校正杨惺吾携归的《黄帝内经太素》
1978 年	中华人民共和国	任应秋著《内经十讲》
1980 年		龙伯坚著《黄帝内经概论》
1981 年		郭霭春编著《黄帝内经素问校注语译》
1989 年		郭霭春编著《黄帝内经灵枢校注语译》
1982 年		程士德主编《素问注释汇粹》
1981 年		王琦等编著《素问今释》
1997 年		王洪图总主编《黄帝内经研究大成》
2004 年		龙伯坚等编著《黄帝内经集解》
2009 年		钱超尘主编《黄帝内经太素研究大成》

二、本教材重要名词术语索引

Q

R

S